너와 나의 건강수업

−미병未病을 다스려야 내 몸이 산다

너와 나의 건강수업–미병未病을 다스려야 내 몸이 산다

발행일 | 2014년 1월 15일 초판 인쇄
　　　　2014년 1월 25일 초판 발행
저자 | 박신화·김명동
발행자 | 박흥주
영업부 | 장상진
관리부 | 이수경
발행처 | 도서출판 푸른솔
편집부 | 715-2493
영업부 | 704-2571~2
팩스 | 3273-4649
디자인 | 여백 커뮤니케이션
삽화 | 윤자영
주소 | 서울시 마포구 도화동 251-1 근신빌딩 별관 302
등록번호 | 제 1-825

ⓒ 박신화·김명동 2014
값 15,000원
ISBN 978-89-93596-46-5 (03510)

건강수업
시리즈 1

한의학 박사 박신화 김명동 지음

너와 나의
건강 수업

미병 未病을 다스려야 내 몸이 산다

푸른솔

　세상을 살면서 의료인이나 법조인, 세무인 등 세 가지 직업군에 한 명씩의 친구가 있으면 편리하다는 말이 있다.

　의료인은 건강에 대해 조언하거나 치료를 해주고, 법조인은 시시비비를 가리고 권익 보호를 위해 법률적 자문을 해준다. 그리고 세무인은 어렵고 복잡한 세무관계의 일을 돌봐준다. 이 세 가지 직업군의 전문가에게 도움을 청할 필요 없이 살면 좋겠지만, 그렇지 않다면 잘 사귀어서 친구로 지내야 한다는 말은 새겨들을 가치가 있다. 특히 요즘 건강에 대한 관심이 늘면서 의료인 친구에 대한 필요성은 아마 많은 이들이 절감할 것이다.

　사람들은 보통 건강을 잃고 난 뒤에 그 가치에 대해 통감하고 자신의 질병을 치료해줄 의사를 찾는다. 만약 그런 이들에게 의사 친구가 있었다면 평소 건강상식에 대해 더 많이 접했을 것이고 질병도 예방할 수 있지 않았을까.

　대학동창인 친구가 "자기가 명의가 되는 것보다도 친구가 명의가 되는 것이 더 좋다"는 얘기를 한 적이 있다. 아무리 훌륭한 의사라도 자신의 질병을 스스로 치료할 수 없다는 현실을 감안할 때 참으로 공감이 가는 말이다. 대부분의 질병들은 자신이 통제할 수 없는 원인에 의해 발생한다. 그 중에서 전염병, 외상, 교통사고, 자연재해 등으로 인한 질병은 예방도 어렵고 치료도 전문 의료인에게 맡겨야 한다.

그러면 유해한 환경이나 잘못된 식습관 등으로 인한 '생활습관병(life style disease)'은 어떨까. 예전에는 비만, 당뇨, 고혈압, 심장병 등을 성인병이라고 지칭했다. 그러나 최근 어린아이에게도 이런 병들이 나타나면서 이름도 '생활습관병'으로 바꿔 부른다. 일본의 경우 200병상 미만의 병원이나 의료기관에서 이들 질환에 대해 관리 교육을 할 경우 '생활습관병 지도관리료'라는 별도의 의료보험 급여도 인정받는다고 한다. 의학적 치료보다는 교육을 통해 잘못된 습관을 고치게 하고 그것을 잘 이행하는지 관리하여 질병을 극복할 수 있게 하는 것이 올바른 치유법이라고 인정하기 때문에 만들어진 제도다.

전문 의료인이 아니어도 누구나 병에 걸린 후에 치료하는 것보다 사전 예방이 더 중요하다는 사실을 잘 알고 있다. 그런 점에서 끓는 물에 대한 비유만큼 적절한 것이 없다. 불 위에서 가열되고 있는 섭씨 0도의 물은 25도, 50도, 75도, 99도로 올라가다가 급기야 100도가 되면 끓기 시작한다.

그런데 질병 유무를 진단할 때 그 기준을 끓는 물에 두게 되면 25도 상태의 물이나 99도 상태의 물이나 100도가 아니라는 점에서 모두 질환이 나타나지 않은 것으로 진단한다. 그러나 예방적 관점에서 보면 25도의 물과 99도의 물은 큰 차이가 있다. 병의 실체가 드러나지 않은 미병(未病 뚜렷하게 병이 없음에도 불편한 증상을 호소하는 상태)의 단계라는 점에서는 같지만, 25도의 물은 100도에 도달하기까지 어느 정도 시간적 여유가 있는 반면 99도의 물은 끓어오르기 직전의 상태다. 분명히 다른 상태다. 따라서 이에 맞게 각각 예방적 조처를 취해야 한다.

생활습관병도 마찬가지다. 즉 조금만 신경을 쓰면 물이 25도에 이르기 전에 불을 끌 수 있다. 충분히 예방이 가능하다는 말이다. 그러나 대부분 끓기 직전인 99도나, 아예 100도에 도달해 끓어오르는 상태에 이르기까지 방치한다. 그리고 병에 걸려 고통을 받는다. 한국보건사회연구원에서 발표한 '2010년 한국의료패널 기초분석 보고서'에 따르면, 우리나라 만 30세 이상 전체 성인 인구(약 3017만 명) 가운데 724만 명이 고혈압을 앓고 있다고 한다. 또한 '2012 한국인 당뇨병 연구보고서'에서는 국내 당뇨병 환자가 약 1000만 명일 것으로 추산하고 있다.

미국 질병통제센터에서는 "건강의 80% 이상은 자기관리 책임이다"며 예방의 중요성을 오래 전부터 강조해왔다. 맞는 이야기다. 건강은 본인이 책임져야 한다. 이 책에는 건강을 지켜가기 위해 의식주衣食住 전 분야에 걸쳐 누구나 실천할 수 있는 방안들이 다양하게 담겨 있다. 이제 선택은 독자 여러분의 몫이다.

저희 저자들이 편하게 공부하고 맡은 바 소임에 충실할 수 있도록 하루도 편히 쉬지 못하신 채 아이들을 탈 없이 잘 키워주신 최근숙, 노연자 두 분의 어머님께 고개 숙여 감사를 드립니다.

한의학에 눈도 뜨지 못하고 지내던 학부시절 지도와 격려를 아끼지 않으셨고 석사와 박사과정까지 잘 마칠 수 있도록 이끌어주신 이호섭 교수님, 류도곤 교수님, 임종국 교수님, 이준무 교수님에게도 이 자리를 빌어서 다시 감사의 인사를 드립니다.

특히 무지한 제자들에게 한의학을 제대로 이해하기 위해 필요한 것이 자강불식自强不息의 자세라는 사실을 몸소 실천으로 보여주신 태무진太無眞 박해복 선생님과 옥당獄堂 이호준 선생님의 큰 가르침도 평생 잊지 못할 것입니다.

죽마고우와 같은 푸른솔 박흥주 대표의 25년간 변함없는 우정 어린 조언과 격려는 저자들이 앞으로 두고두고 갚아야 할 큰 빚입니다. 저자들의 핏줄인 김본주金本註, 사령賜怜, 문주文朱와 조카 김해인, 민규, 가은, 종빈에게도 건강의 지침이 되었으면 하는 마음으로 천재박식淺才薄識한 글을 세상에 내놓게 됐지만 한편으로는 부끄럽기 짝이 없습니다. 한의학계의 선후배님과 동료들의 질정叱正을 바랍니다.

국단國丹 朴新和   의함誼函/國兌 金明東

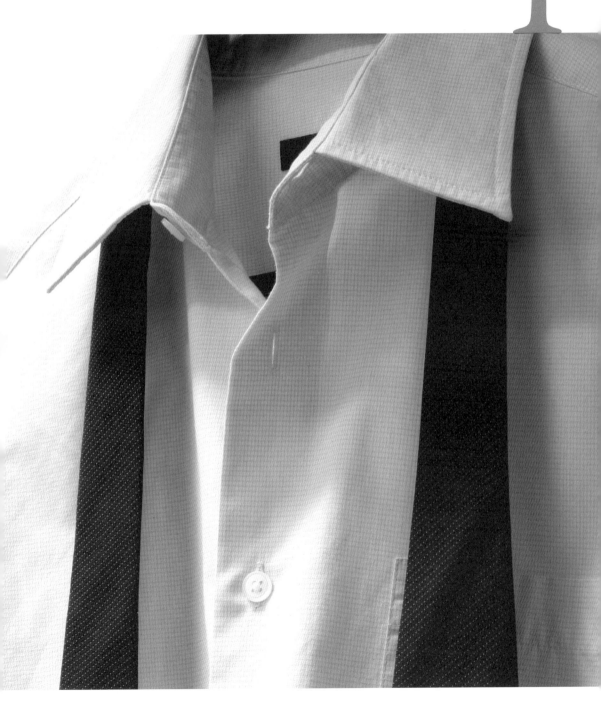

의복과 건강

1

옷은 소통이다

옷이 날개라는 말이 있다. 옷을 잘 차려 입으면 그만큼 돋보인다는 말이다. 그래서 사람들은 자신의 몸맵시를 살려주는 옷을 찾아 입고, 그것도 모자라 명품 브랜드의 값비싼 옷을 백화점에서 구입한다.

그러나 옷을 고를 때 제일 중요한 요소는 기의 순환을 돕는지 여부다. 옛 사람들은 그런 사실을 감안해 면, 대마, 갈포 등의 식물성 소재를 이용해 넉넉한 크기로 만든 옷을 즐겨 입었다. 속옷은 아예 밑이 터진 가리고쟁이를 입었다.

아무리 세상이 변했어도 몸에 너무 꽉 조이는 의복을 입거나 신발을 신는 것은 피해야 한다. 미적 욕구는 어느 정도 충족시켜 줄지 모르나, 결과적으로 몸에 해롭다. 특히 여성의 경우 하복부의 기혈순환 장애와 자궁 관련 질환을 유발할 수 있다. 40대 후반에 여러 가지 자궁의 질병으로 자궁을 들어내는 수술로 자궁이 없는 이른바 '빈궁마마 증후군'이 증가하고 있는 것도 그 같은 옷차림과 무관하지 않다.

달리기를 할 때 유방이 자연스럽게 상하로 움직이는 것만으로도 유방암의 발생을 현저히 감소시킬 수 있다고 한다.

의복, 양말, 신발, 브래지어, 모자 등이 우리 몸속 기의 흐름을 방해해서는 안된다. 잠을 잘 때에도 기운이 원활히 소통되도록 잠옷의 재료와 모양을 선택해야 한다. 아예 속옷을 입지 않고 자는 것도 한 방법이다. 기의 소통이 잘 되는 의복은 그 어떤 보약보다도 건강에 더 유익하다.

1. 상의의 선택

결론부터 얘기하면 한복 상의가 양복 상의보가 건강에 더 이롭다. 우리는 보통 양복 상의를 입고 아무 생각 없이 주머니에 휴대폰, 열쇠 등을 넣고 다닌다. 그러면 상의 전면으로 어깨가 당겨지는 상황이 되면서 그 무게를 감당하기 위해 양 어깨와 뒷목에 힘이 가해진다.

이와 같은 상태가 지속되면 앞뒤 목이 당기고 뻣뻣한 증상이 나타나며 목을 잘 돌리지 못하고 몸을 움직이면 약간씩 아픈 항강증項强症이 발생한다. 심하면 팔을 쓰는 데 통증이 생기고 뇌의 혈액순환 장애가 초래되어 뇌혈관 질환으로 진행될 수도 있다.

그러므로 상의 주머니에는 무게가 나가는 물건을 넣어서는 안 된다. 또 양복을 구입할 때 깃 아래 목 뒷부분에 좌우 횡으로 주름이 크게 잡히는 것은 피해야 한다.

또한 날씨가 추워져 외투를 입으면 외투의 무게가 입는 사람의 체력이나 지구력에 무리를 주게 되어 뒷목이 뻣뻣하거나 어깨가 아프고 목 쪽이 눌리는 문제가 발생한다. 그러므로 겨울철에는 보온성이

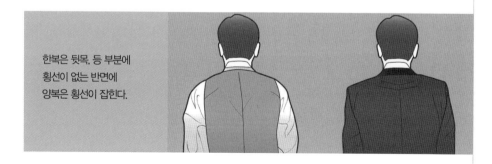

한복은 뒷목, 등 부분에 횡선이 없는 반면에 양복은 횡선이 잡힌다.

있으면서 가벼운 옷을 선택하여 입어야 한다.

한복은 가벼우면서도 뒷목, 등 부분에 횡선이 만들어지지 않게 한다. 한복은 어깨와 목 부위에 걸리는 의복의 무게를 고루 흩트려지게 하여 어깨와 목에 무게가 집중적으로 실리는 문제가 발생하지 않는다. 이러한 점에서 한복은 최첨단의 과학성을 갖춘 의복이라고 할수 있다.

2. 하의의 선택

**배꼽이 드러나는
바지는 멀리하라**

하의는 허리, 하복부와 생식기 부위를 보온하는 기능이 있어야 한다. 따라서 배꼽이 노출되는 일명 골반바지는 입지 않는 것이 좋다.

우리 몸에는 엉덩이 골반 위를 따라 둥그렇게 허리선을 감싸고 있는 기맥이 있다. 한의학에서는 이 기맥을 일컬어 몸통을 지나는 모든 경맥經脈을 띠처럼 묶어준다고 해 특별히 대맥帶脈이라고 부른다.

그런데 배꼽이 드러나는 의복을 입으면 대맥이 외부의 기에 노출되어 여러 문제가 생긴다. 대표적인 증상이 헛배가 부르고 마치 물속에 앉아 있는 것 같은 느낌이 드는 것이다. 여자는 아랫배가 아프고 월경이 고르지 못하며 적색, 백색의 대하가 나온다. 젊은 층의 여성들이 생리통을 비롯해서 자궁 물혹, 근종, 자궁내막염 등의 자궁 관련 질환으로 많은 고통을 받는 이유 가운데 하나가 바로 아랫배가 노출되는 옷이다. 그런 옷은 또 쓸데없이 체력을 소모토록 한다.

하체를 조이는 옷은 멀리하라

지나치게 꽉 조이는 하의는 아랫배와 생식기 부위는 물론 몸 전체의 혈액순환에 이상을 초래한다. 기혈氣血이 뭉쳐서 통증이 발생하고, 감각이 둔해지며 마비가 오고, 어혈도 생긴다. 그리고 수습水濕이 퍼지지 못해 붓고 가래가 생기는 병증이 나타난다.

남자와 여자를 불문하고 꼭 조이는 의복을 입게 되면 여성은 냉대하나 생리통, 남성은 고환 밑이 축축하게 젖는 낭습증이나 발기부전, 조루증 등의 질환으로 고생할 수 있다.

특히 유행하고 있는 스키니진이나 레깅스 등의 의류는 여성들의 건강에 매우 나쁜 영향을 준다. 산모들의 경우 산후 혈전증에 걸릴 수 있다는 주장도 있다.

그러나 헐렁하게 만든 옷이라고 몸에 다 좋은 것은 아니다. 천연 소재로 만들어야 기운의 원활한 소통에 도움이 된다. 옛날에 여성들이 치마 밑에 받쳐 입던 단속곳만 해도 여름용은 모시, 겨울용은 명주로 만들었다.

3. 부엌 환경의 변화와 여성 의복

옛날에는 부엌에 아궁이가 있어 나무 땔감으로 불을 지펴 방을 따뜻하게 하고 음식을 만들었다. 이때 주부들은 고쟁이를 입고 부엌 아궁이 앞에 앉아 불을 때면서 자연스레 배꼽 아래로 원적외선을 쬐었다.

또한 당시 주부들은 쪼그리고 앉았다 일어서는 동작을 반복하면서 생활하였기 때문에 복근과 허벅지 근육이 발달했고 하복부의 혈액순환도 잘 됐다. 그래서 매일 엄청난 가사일과 논밭 일을 하면서도 별다른 자궁 질병에 걸리지 않고 건강을 유지할 수 있었다.

그런데 요즈음은 부엌이 개량되어 입식으로 바뀌었기 때문에 주부들은 쪼그리고 앉았다 일어나는 운동을 할 필요가 없다. 청소도 쪼그리고 앉아 걸레로 방을 닦는 대신 진공청소기나 대걸레를 사용하여 서서 한다. 하체 운동을 할 기회를 그만큼 잃어버리게 된 것이다. 그러다 보니 하복부의 혈액순환이 잘 안 되고 다리와 허벅지 힘이나 근육이 약해지는 변화를 겪고 있다.

이와 함께 대부분 전기와 가스로 음식을 조리하게 되면서 현대의 주부들은 하복부에 온열 자극을 받을 일도 없다.

여성의 자궁이 건강하기 위해선 분만 때나 생리기간에 자궁 수축이 잘 이뤄져야 한다. 그러나 하복부 복근의 힘이 약하면 생리 후의 자궁 수축도 원활히 이뤄지지 못한다. 그러면 자궁에 남아 있는 혈액 찌꺼기가 잘 배출되지 않고 이로 인해 자궁내막증과 같은 질병이 나타날 수 있다.

또한 아이를 낳고 난 뒤 약 3주일 동안 음문陰門에서 흘러나오는 블그스레한 액체 분비물(惡露, 오로)이 몸 밖으로 완전하게 나오지 않기 때문에 자궁의 염증 등과 같은 자궁 질병이 많이 발생할 수 있다.

참고로 하체 운동을 제대로 못하거나 부뚜막의 원적외선을 충분히 쬐지 못해 나타나는 여성의 자궁 관련 질환에는 쑥이 좋다. 쑥물로 뒷물을 하고, 쑥차를 마시며, 쑥떡을 만들어 먹으면 증상이 완화된다.

특히 신경이 예민하여 사소한 일에도 잠을 못 이루거나 외음부에 분비물이 많은 여성은 속옷을 깨끗이 빨아낸 뒤 쑥물로 헹궈서 말려 입으면 좋은 효과를 볼 수 있다. 빨랫감용 쑥물은 어린 쑥을 구해서 쑥과 같은 부피의 물을 넣고 쑥 기운이 다 우러나오도록 달여서 만든다.

쑥은 음용으로도 훌륭한 식품이다. 하루 일과가 끝난 뒤 잠을 자기 전에 어린 쑥을 사용하여 만든 쑥차를 마시면 온몸에서 촉촉하게 땀이 나며 긴장이 풀리는 것을 느낄 수 있다. 그리고 마음이 편안해지며 단잠을 잘 수 있다.

단군신화에는 곰이 동굴에서 햇빛을 보지 않고 100일 동안 쑥과 마늘을 먹고 웅녀가 되어 환웅과 결혼하여 단군을 낳았다는 얘기가 나온다. 신화의 소재로 등장할 만큼 쑥의 효능은 오래 전부터 인정을 받아왔다.

쑥은 기와 혈액을 잘 통하게 하고 뼈마디로 스며든 바람과 찬 기운을 물리쳐주며 통증을 멈추게 하는 효능이 있다. 또 출혈을 멎게 하고 태아를 안정시키는 작용을 한다. 균의 생장을 억제하고 나쁜 냄새를 없애는 효과도 있다.

쑥이 오래 전부터 여성의 건강에 도움이 되는 산야초이자 약재로 자리 잡을 수 있었던 것도 그 같은 효능 때문이었다.

4. 목도리의 보온기능

스카프와 목도리는 두터운 외투 못잖게 몸의 보온에 중요한 역할을 한다. 엄동설한에 외출 후 집에 돌아와 목도리를 풀면 바로 뒷목 부위가 썰렁하니 찬 기운이 엄습하는 것을 경험해보았을 것이다.

이는 뒷목 부위에 풍부風府라는 경혈이 자리 잡고 있기 때문이다. 풍부는 머리뼈 바로 밑과 제1경추 사이에 오목하게 들어간 부위를 말한다. 추운 겨울에 풍부 부위가 외부로 노출되면 바깥의 찬 기운을 그대로 맞게 된다.

그러므로 겨울에 외출할 때 뒷목에서 모발이 난 부위를 어떤 재료로라도 감싸면 추위를 덜 타고 감기도 예방할 수 있다. 또 감기로 목이 아프거나 뒷목이 뻣뻣한 증상이 있을 때에는 목과 뒷목을 감싸 보온하면 빨리 회복할 수 있다.

5. 셔츠와 넥타이의 선택

양복을 입으면 보통 셔츠를 입고 넥타이를 매게 된다. 이때 넥타이로 인해 목이 꽉 조이는 느낌이 들면 안 된다. 목이 너무 조이면 경동맥을 압박하게 되어 뇌 쪽으로 흐르는 혈액의 원활한 흐름을 방해해 뇌압의 상승을 유발한다.

또한 고혈압, 뒷목 통증, 안구 통증, 두통 등이 나타날 수 있고 하반신도 쉬 피로해진다.

다른 계절에도 그렇지만 특히 봄에는 넥타이의 착용에 주의를 기울여야 한다. 봄이 되면 기운이 상승하여 식물은 싹을 틔우고 나무 끝에는 물이 오른다. 이때 기운이 위로 올라가는 것을 방해하면 안 된다. 생명에 역행하는 처사이기 때문이다.

사람의 신체도 마찬가지다. 동양의학의 이론서 중 가장 오래된《황제내경黃帝內經》의 사기조신대론四氣調神大論에는 "봄 3개월은 퍼져 떨쳐나가는 때로 머리를 묶지 말고 형체를 느슨하게 해야 한다. 이를 어기면 간장肝臟에 병이 든다"고 돼 있다.

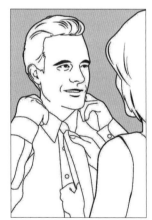

6. 양말과 버선의 차이

양말은 발의 피로에 매우 큰 영향을 미친다. 일상 업무를 마치고 귀가하여 양말을 벗으면 양말목 다리 부위가 움푹 패여 있고 정강이에 부종이 생긴 것을 종종 볼 수 있다. 양말목의 고무줄이나 밴드가 너무 꽉 조여서 일어나는 경우가 있다.

발가락이나 발목 등 신체 말단 부위에서의 혈액순환 장애는 여러 개의 물체를 세운 후 한 개의 물체를 넘어뜨리면 그 뒤에 있는 물체들도 연쇄반응에 의해서 차례로 쓰러지는 도미노 현상처럼 전신의 혈액순환에 나쁜 영향을 미친다.

반면 버선은 양말목의 고무줄처럼 혈관과 신경이 많이 지나가는 부위는 조이지 않고, 발뒤꿈치 부분에 있는 족근골足根骨이란 뼈만 조여 준다. 따라서 버선은 아무리 오래 신어도 발목 부종이 생기지 않고 쉬이 벗겨지지도 않으니 우리 조상들이 얼마나 지혜로웠는지 새삼 놀라게 된다.

어쩔 수 없이 양말을 신어야 한다면 버선처럼 발목을 조이지 않도록 양말 밴드의 수축력을 약하게 해야 한다. 그러면 적어도 발가락으로 가는 혈액순환의 장애는 막을 수 있다. 새로 산 양말을 몇 차례 삶거나, 아니면 새 양말을 빨아서 햇빛에 오랫 동안 노출시켜 밴드의 수축력이 약해진 뒤에 사용하는 것도 한 방법이다.

또 보기에는 안 좋지만 양말을 신고 양말목 뒷부분의 고무 밴드가 있는 곳을 밑으로 내려서 발뒤꿈치 부위에 놓이게 하면 양말 밴드로 인해 혈관이나 신경이 눌리는 현상을 크게 줄일 수 있다.

외국 출장이 잦은 이들에게 종종 나타나는 증상이 정맥혈전증(이코노미클래스 증후군)이다. 정맥혈전증이란 오랜 시간 좁은 의자에 앉아 비행기를 타는 과정에서 다리가 붓고 혈액순환이 잘 안 되며 다리 안쪽에 혈전(피떡)이 생겨 발생하는 질환이다.

발목이나 종아리가 붓는 정도로 가볍게 끝날 수도 있지만 심하면 정맥의 혈전 조각이 혈류를 타고 돌다가 폐에 들어가 호흡곤란을 일으켜 사망에까지 이를 수 있다. 정맥혈전증은 물을 많이 마시고 스트레칭을 하거나 통로를 자주 걸어 다니는 것으로 어느 정도 예방할 수 있다. 그러나 양말목의 고무줄이나 밴드에 의한 압박을 줄이는 것이 더 유용한 예방법이 될 수 있다.

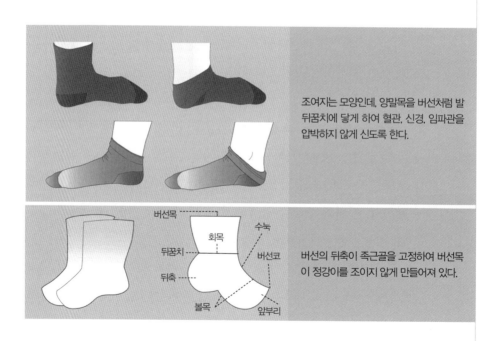

조여지는 모양인데, 양말목을 버선처럼 발 뒤꿈치에 닿게 하여 혈관, 신경, 임파관을 압박하지 않게 신도록 한다.

버선목
회목
수눅
뒤꿈치
버선코
뒤축
볼목
앞부리

버선의 뒤축이 족근골을 고정하여 버선목이 정강이를 조이지 않게 만들어져 있다.

7. 수면양말

최근 수면양말이라고 해서 양말목에 밴드가 없는 양말이 판매되고 있다. 잠을 잘 때 신는 양말이라서 어느 부위든 조이지 않으면서 보온성까지 갖췄다. 사실 맨발보다는 발목을 조이지 않는 수면양말을 신고 잠을 자는 것이 말초혈관의 순환을 원활하게 해 건강에 유익하다.

특히 분만을 한 뒤 몸을 조리하고 있는 산모, 수술 후 회복기에 있는 환자나 평소에 손발이 차고 시리며 저린 사람이라면 반드시 수면양말을 신고 잠을 자는 것이 좋다.

병문안을 갈 때 꽃이나 음료를 사가는 것보다는 수면양말과 함께 '빠른 쾌유를 빕니다'라는 메모라도 넣어 마음을 표현한다면 환자에게 작지만 더욱 뜻 깊고 의미 있는 선물이 될 것이다.

8. 신발의 선택

의복이라고 할 수는 없지만 신발은 건강한 삶을 유지하는 데 중요한 생활필수품이다. 그래서 신발을 고를 때는 외형보다는 신어서 발이 얼마나 편한지를 염두에 둬야 한다. 힐처럼 뒤꿈치가 높으면서 발볼도 좁은 구두를 신으면 발가락 끝이 조이기 마련이다. 그 같은 힐을 신고 위태롭게 걷는 여성들을 보면 전족纏足을 강요당한 중국 여성들이 떠오른다. 전족은 발에 엄지발가락만 남기고 모두 긴 천으로 동여매어 자라지 못하게 하는 중국의 옛 풍습이다.

신발이 편해야 발바닥이 자신의 체중을 충분히 지탱하게 돼 발가락까지의 기혈순환이 원활해진다. 그렇지 않으면 발이 저릴 뿐만 아니라 허벅지와 허리의 근육을 긴장시켜 요통을 유발한다. 이는 또한 전신의 기혈순환에 장애를 일으키는 질병으로 진행될 수도 있다.

발의 피로를 푸는 방법으로는 고격법敲擊法이 있다. '두드린다'는 의미가 담긴 고격법은 마치 딱따구리가 나무에 구멍을 뚫을 때의 연동타법처럼 자신의 손가락 끝을 가지런히 해 일정한 리듬을 갖고 발등을 치는 것이다. 고격법을 시행하면 피부 안쪽의 깊은 부위에 있는 근육에 자극이 전달되어 손으로 주무르거나 마사지를 하는 것보다 기혈순환이 빨리 이뤄지고 피로도 잘 풀린다.

또 오래 걷거나 서 있어서 발에 피로가 누적되어 있는 경우에는 뜨거운 물에 발목 부분까지 담가 두어 땀을 내는 족욕足浴을 하거나 배꼽까지 물에 담가 기혈의 순환을 돕는 반신욕半身浴을 하는 것도 좋다. 족욕은 따뜻한 물이 복숭아뼈에서 3cm 정도 위까지 오도록 해 땀이 날 때까지 발을 담그고 있는 것을 말한다.

또 반신욕은 말 그대로 몸의 반만 목욕하는 것으로 섭씨 37도에서 39도 사이의 물이 명치 아래쪽까지 오도록 몸을 담그면 된다. 땀이 송골송골 맺힐 때까지 물속에 있다가 욕조 밖으로 나와 잠시 휴식을 취하고 물을 마신 다음, 다시 욕조에 들어가 5분 정도 더 땀을 낸 후 욕조에서 나와 몸을 따뜻하게 하고 양말과 의복을 입으면 된다.

족욕과 반신욕은 극도의 정신적인 긴장감 속에 살면서 운동이 부족한 현대인들에게 기혈순환이 잘 되도록 하는 효과를 주는 목욕법이다.

그런데 족욕이나 반신욕을 한 뒤에는 충분한 양의 물을 마시거나 이온음료나 기능성 음료를 마셔 소모된 수분과 미네랄을 반드시 보충해야 하다. 그렇지 않으면 족욕이나 반신욕을 하면 할수록 오히려 건강이 나빠진다.

또한 족욕과 반신욕의 횟수도 적절해야 한다. 족욕을 하면 땀이 흘러나가 몸에 수분이 부족해지고 반신욕을 하면 몸에 좋은 영양분을 많이 빼앗기기 때문에 1주일에 2회에서 3회 정도 하는 것이 좋다. 몸에 좋다고 매일같이 의욕적으로 족욕이나 반신욕을 하다가 부작용이 나타나 중도에 그만두는 사례를 주변에서 흔히 볼 수 있다.

음식과 건강 2

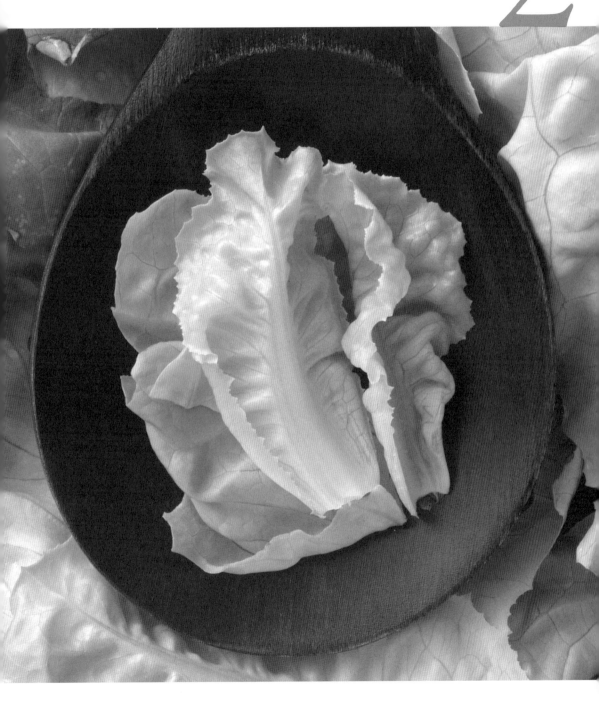

음식이 보약이다

　인간 생명의 근본은 음식이다. 한의학에서도 모든 질병에 음식을 이용한 식치食治를 먼저 권했다. 그리고 음식으로 차도가 없으면 약을 처방했다. 옛 의서에서도 "병이 나면 병의 원천을 찾아 거기에 맞게 음식을 가려먹어 병을 고치도록 하고, 그래도 안 되면 독한 약을 쓰게 하라"고 하였다.

　손사막孫思邈은 "의사는 반드시 먼저 병의 원인을 알아내고 그것이 침범하는 곳을 알아 음식으로 치료해야 하며, 낫지 않으면 약을 사용한다"고 했다. 옛날 우리 속담에도 '밥이 약'이라는 말이 있다. 식약일체食藥一體와 의식동원醫食同源 등의 사자성어도 같은 개념에서 나온 것이다.

　의성醫聖 히포크라테스도 같은 취지의 말을 했다. 그는 "음식물을 당신의 의사 또는 약으로 삼아야 한다. 음식물로 고치지 못하는 병은 의사도 고치지 못한다.

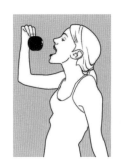

병을 고치는 것은 환자 자신이 갖는 자연치유력뿐이다. 의사가 그것을 방해하는 일이 있어서는 안 되며, 또한 병을 고쳤다고 해서 약이나 의사 자신의 덕이라고 자랑해서도 안 된다"고 음식의 중요성을 강조했다.

고래의 한의학에서는 약 처방에 현대 의학적 관점으로 보면 원시적이라고밖에 볼 수 없는 '상형약식象形藥食'과 '상의약식象義藥食'의 원칙을 적용했다.

상형약식이란 외형이 인체의 장기를 닮은 음식과 약물은 모양이 같은 장기의 병을 치료할 수 있다는 것이다. 예컨대 호두과에 속한 호두나무의 잘 익은 씨인 호도인胡桃仁은 뇌의 구불구불한 모습과 매우 흡사하기 때문에 뇌를 보할 수 있고, 황기黃芪의 씨앗인 사원자沙苑子의 모습은 인체의 신장을 닮았기 때문에 신장을 보하여 정액이 흘러나가는 것을 막고 눈이 잘 보이지 않는 데 쓰였으며, 무환자나무과에 속하는 여지나무의 씨인 여지핵^{荔枝核}은 고환^{睾丸}과 유사하므로 신경^{腎經}에 작용하여 기를 잘 돌게 하고 찬 기운을 없애며 통증을 멈추게 하는 데 썼다.

한의학은 이 같은 상형약식에 근거해 '한 장^臟으로 다른 장^臟을 보한다'는 방법으로 발전하였다. 즉 돼지의 콩팥은 인간의 콩팥을 보하고, 소의 눈은 사람의 눈을 치료하며, 돼지의 방광은 세살이 지난 다음에도 잠자리에 오줌을 누는 병증인 유뇨^{遺尿}를 치료한다는 것이다. 이것을 한의학에서는 이장보장^{以臟補臟}이라고 했다.

또한 상의약식의 이치에 따라 물 가운데에 있는 식물과 약물은 성질이 차므로 몸의 불을 식히고, 돌산에서 자라는 광물은 열성이 있으므로 이를 제련하여 쓰면 추위를 느끼고 찬 것을 싫어하는 증상인 오한^{惡寒}을 제거하고, 매미는 우는 것이 뛰어나므로 감기로 목이 잠겨서 목소리가 나오지 않을 때 풍열을 없애주면서 목소리가 터져 나오게 할 수 있고, 홍색의 식물은 성질상 열이 있으므로 따뜻하게 보하는 데 사용하고, 반대로 녹색의 식물은 성질이 차서 열을 식힐 수 있다고 했다.

이렇게 상형약식, 상의약식에서 출발해 다섯 가지 기운과 다섯 가지 맛의 차이로 약효가 다르다는 기미론^{氣味論}으로까지 발전했다.

음식이란 마시는 것(飮, 마실 음)과 먹는 것(食, 먹을 식)이 합해져 만들어진 단어로 누구나 건강한 생명활동을 위해서는 음식을 섭취해야 한다. 어느 음식이 어떠한 이유로 어느 질병에 효과가 있다는 정보는 참으로 넘쳐난다. 그러나 건강에 유익한 음식에 대해 이야기할 때 간과해서는 안 될 중요한 조건이 있다. 즉 어떻게 음식을 먹느냐는 것이다.

음식을 어떤 기준으로 선택하고 어떠한 방법으로 조리하여 먹을 것인지는 식탁에 오르는 먹을거리가 유전자 조작, 각종 오염 등에 노출되고 있는 현대사회에서 대단히 중요한 문제다.

또한 음식하면 입으로 먹는 음식만을 생각하는데, 코로 마시는 공기도 빼놓을 수가 없다. 우리는 눈에 보이는 형태가 있는 음식보다 눈에 보이지 않는 음식인 공기를 더 많이 마시면서 생활하고 있다. 따라서 건강을 위해서는 깨끗한 공기를 마시는 것 역시 매우 중요하다. 아울러 사용하고 남아 체내에 축적되어 있는 이산화탄소와 같은 폐가스를 체외로 완전히 배출시켜, 그 다음에 충분한 양의 신선한 공기를 마실 수 있도록 해야 한다.

이와 함께 건강한 삶을 위해 어떤 물을 얼마나 언제 마시는 것이 좋은지도 빼놓을 수 없는 중요한 문제다.

이 장에서는 어떤 음식이 좋은 음식이고, 음식은 어떻게 먹어야 하며, 공기와 물은 어떻게 마시는 것이 좋은지에 대해 알아본다.

1. 음식 재료

1) 어떤 음식 재료가 좋은가

좋은 음식은 자연 그대로(natural)이고 신선해야 한다. 이러한 조건을 충족시키는 먹거리가 바로 제철 음식이다. 비닐하우스에서 사시사철 풍부한 채소나 과일이 생산되고 냉장시설이 발달되어 오래 보관할 수도 있지만, 제철에 나는 것에 비하면 생명의 기운이 떨어지기 마련이다.

우리 조상들은 태양 운행주기에 따라 만들어진 봄, 여름, 가을, 겨울의 사계절과 일 년 24절기에 맞춰 농사를 지었다. 각각의 계절과 절기마다 온도, 습도와 바람이 그 음식의 재료가 되기 때문에 제철에 난 과일, 채소나 생선은 제각기 인체에 생명력을 부여하는 별도의 기운과 영양성분을 갖고 있기 마련이다.

봄에는 생生하는 기운, 여름에는 장長하는 기운, 가을에는 수收하는 기운, 겨울에는 저장藏하는 기운을 갖고 있다. 즉 봄에는 발생하고 잉태하는 기운, 여름에는 뻗어 성장하는 기운, 가을에는 지나치게 뻗어 나가는 것을 억제하고 갈무리하는 기운, 겨울에는 영양이나 씨앗을 잘 저장하여 이듬해 싹을 틔울 수 있게 저장해두는 기운이 존재한다.

그렇기 때문에 일년생인 채소는 언제 수확을 해서 먹느냐에 따라 그 머금고 있는 기운이 모두 다르다.

또 해를 넘기는 이년생 또는 다년생인 식물들에는 생장수장生長收藏하는 기운, 즉 사계절의 기운이 다 들어 있어 일년생 식물들과는 기운의 내용이 다르다.

2) 제철 음식의 의미

텃밭에서 비바람을 맞고 자란 고추나 상추와 비닐하우스에서 길러 생산된 고추나 상추, 이른 봄에 바다에서 잡은 도다리와 다른 계절에 잡은 도다리, 또는 보름달이 뜰 때 잡힌 게와 그믐달이 뜰 때 잡힌 게는 서로 맛과 향이 다르고 영양도 다르다.

동일한 음식 재료라고 하더라도 어떤 환경에서 자랐는지, 어느 때에 채취했는지에 따라서 차이가 있다. 특히 그 중에서도 맛과 영양이 제일 좋은 것은 역시 제철 음식이다.

제철 음식이란 자신에게 가장 적정한 온도와 습도의 환경을 바탕으로 자란 것을 말한다. 따라서 제철 음식은 봄, 여름, 가을, 겨울 가운데 어떤 특정 계절의 기운을 듬뿍 머금고 있기 마련이다.

입춘에서 우수, 경칩, 춘분, 청명을 거쳐 곡우까지의 기간을 봄이라고 한다. 이때 나오는 과일, 채소, 곡식과 생선은 봄이 주는 하늘과 땅의 기운을 받고 성장하였기 때문에 봄기운을 제일 많이 갖고 있다. 봄기운이란 싹이 움트고 뻗어 올라가는 기운이다. 이른 봄에 겨울의 찬 기운을 이겨내면서 꽁꽁 언 대지를 뚫고 나온 새싹과 나물 등은 강한 생명력을 갖고 있다. 이것이 봄기운이다.

제일 먼저 봄기운을 머금은 채 땅을 뚫고 나오는 것이 꽃다지, 냉이 등이다. 그래서 냉잇국을 끓여 먹거나 어린 쑥으로 떡을 해서 먹으면 신선한 봄기운에 흠뻑 취할 수 있다. 봄에 새로 난 솔잎으로 차를 만들어 마시거나 두릅 순 또는 옻 순을 따서 끓는 물에 데쳐 먹는 것도 같은 이유에서다.

반면에 비닐하우스에서 재배한 냉이는 사시사철 냉이를 먹는 즐거움은 줄 수 있지만 천지의 기운을 흠뻑 먹은 자연산 냉이의 맛, 향과 기운을 주지는 못한다.

사계절 중 봄에 태어난 사람이 다른 계절에 태어난 사람보다 키나 덩치가 큰 이유도 봄기운에 의해 성장하는 기운을 많이 갖고 태어났기 때문이다.

입하에서 소만, 망종, 하지, 소서를 거쳐 대서까지의 기간을 여름이라고 한다. 이때는 낮이 길어지면서 일조량이 점점 는다. 따라서 잎과 가지가 쑥쑥 자라면서 녹음이 짙어진다. 조금만 주변의 자연으로 시선을 돌리면 식물이 하루가 다르게 커간다는 것도 알 수 있다.

이러한 계절에 생산된 채소와 과일은 여름의 기운을 갖고 있어서 더위를 잘 이겨내도록 해준다. 수분을 공급해주고 소변을 잘 나가게 하는 등 신진대사가 활발히 이루어지게 하는 효능도 지닌다.

입추에서 처서, 백로, 추분, 한로를 거쳐 상강까지의 기간을 가을이라고 한다. 이때에는 모든 식물의 열매, 씨앗이나 뿌리가 여물고 영양분으로 채워진다. 특히 과일은 가을의 기운을 받아야 맛과 영양이 풍부해진다. 동물들도 겨울에 대비해 음식을 많이 먹어 체내에 필요한 영양분을 비축한다.

입동에서 소설, 대설, 동지, 소한을 거쳐 대한까지의 기간을 겨울이라고 한다. 이때는 모든 동식물이 최소한의 에너지를 사용하면서 생명을 유지한다. 대신 영양분들을 잘 저장하여 간직하는 기운이 넘친다.

겨울에 채취한 칡뿌리는 영양이 풍부한 반면에 봄에 싹이 나기 시작하여 칡덩굴이 퍼져 나가기 시작 한 뒤에 캔 칡뿌리는 섬유질만 많고 영양가는 겨울에 캔 것만 못하다. 질기고 맛도 없다.

몸에 좋다는 뽕나무 잎도 계절을 고려해 차로 달여 먹어야 한다. 《본초도경本草圖經》에 "뽕나무 잎(桑葉, 상엽)을 4월에 잎이 무성할 때 채취하고 10월에 서리가 내린 뒤 20∼30% 가량 낙엽이 질 때 남아 있는 잎을 채취하여 4월의 잎과 함께 그늘에 말려 두 가지의 뽕잎을 함께 차로 마시면 총명하게 한다"고 했다.

《동의보감》에서는 봄에 채취한 뽕잎을 청상엽靑桑葉, 가을에 채취한 것은 서리를 맞아 누렇게 된 뽕잎이라고 하여 경상황상엽經霜黃桑葉이라고 불렀다. 그리고 각기 처방도 다르게 했다. 같은 약재라도 어떤 계절에 채취하였느냐에 따라 효과가 다른 것이다.

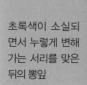

초록색이 소실되면서 누렇게 변해 가는 서리를 맞은 뒤의 뽕잎

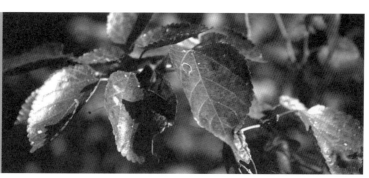

3) 활생지기

텃밭에서 갓 따온 채소와 멀리 있는 생산지에서 수확해 장거리 운송을 거쳐 식탁에 오른 채소는 어떻게 다를까. 얼마나 신선한 것을 먹느냐란 차이인데, 신선도에 따라 생명력에 차이가 있다.

예전에 어머니께서 부엌 옆에 모래흙이 담긴 화분 하나를 놓고 그 속에 시장에서 사 오신 파를 뿌리 채 묻어놓았다가 필요할 때 꺼내 사용하시는 걸 본 적이 있다. 왜 그렇게 하셨을까? 파의 뿌리를 제거하지 않은 상태에서 흙에 묻어놓으면 파는 살아가려는 기운을 잃지 않는다. 이에 따라 신선하면서도 영양분도 소실되지 않은 파를 먹을 수 있다. 물론 파의 맛과 향도 그대로 살아 있다.

모든 채소는 비록 밭에서 수확한 것이라고 할지라도 뿌리를 제거하지 않고 흙 기운을 맡을 수 있게 보관하면 상당 기간 갓 수확했을 때의 영양과 맛을 계속 지닌다. 즉 생산지에서 뽑히는 순간 죽어가다가 흙 기운으로 다시 살아나 생명력을 유지하게 된다. 이러한 기운을 활생지기活生之氣라고 한다.

4) 함장지기

요즈음 많은 사람들이 건강에 좋다고 생식을 많이 한다. 결론부터 얘기하면 생식은 식품 재료에 있는 영양분뿐만 아니라 생명력도 같이 먹는 셈이기 때문에 건강에 도움이 된다.

생식을 이해하려면 생화生花와 말린꽃을 비교해보면 된다. 생화는 화병 속에서도 뿌리에서 잘려나간 자신의 신세를 망각한 듯 여전히 생명활동을 계속 하며 꽃을 피운다. 그러나 말린꽃은 꽃을 피울 수 없다. 이미 생명력이 소진하여 죽어버렸기 때문이다.

그러나 죽어 있는 꽃, 즉 말린꽃에서도 향기는 난다. 이 향기는 생명활동에서 나오는 신선하고 상큼한 향이 아니다. 단지 머금고 있는 향이기 때문에 얼마간 시간이 지나면 사라진다. 이렇게 향과 영양분만을 간직하고 있는 상태의 기운을 함장지기含藏之氣라고 한다. 활생지기와는 분명히 다르다. 생식을 하면 활생지기까지 먹게 되는 셈이니 건강에 좋은 것은 틀림없다.

삼계탕에 마른 건삼 대신 수삼水蔘을 쓰는 것도 비슷한 이유 때문이다. 수삼은 땅에 묻으면 싹을 틔우며 다시 자란다. 그러나 수삼을 건조시킨 건삼은 땅에 묻으면 썩는다. 수삼에는 활생지기가 있는 반면, 건삼에는 함장지기만 있기 때문이다.

활생지기는 생명력을 발휘하여 살아가는 힘이 있는 것을 말하지만, 함장지기는 죽어서 가지고 있는 기운을 말한다. 내 생명력을 북돋워주는 것이 활생지기이니, 수확한 지 오래돼 냉장고에 넣어둔 채소보다는 막 캐온 신선한 채소가 우리에게 좋은 식품이다.

그럼에도 백화점 식품코너나 대형마트에서 장을 보는 주부들을 보면 대부분 뿌리가 있고 흙이 묻어 있는 채소보다는 말쑥하게 다듬어진 채소를 집어 든다. 음식으로 조리하기 편리하다고 해 깨끗하게 손질된 채소를 구입하는 것은 가족의 건강을 생각해볼 때 지혜롭지 못한 태도다.

2. 음식 먹는 방법

음식을 적게 먹으면서도 물리적, 화학적 및 심리적으로 포만감이 든다면 비만과 성인병 예방을 위해 그보다 더 좋은 식이요법도 없을 것이다.

우선 물리적으로 배가 부른 느낌을 갖기 위해선 주식을 먹기 전에 식이섬유를 섭취해야 한다. 화학적으로는 혈당을 높이면 되는데, 과일이 적당하다. 또 심리적인 포만감을 맛보기 위해선 편안하고 즐거운 식사 환경을 조성하면 된다.

큰 접시에 미리 자신이 먹을 음식을 골고루 조금씩 옮겨놓고 그 접시에 있는 음식만 먹는 것도 과식을 방지해준다.

그러나 건강을 위해서 음식을 적게 먹는 '소식'만으로는 충분하지 않다. 다음에 제시하는 식사 원칙도 함께 지켜가야 한다.

1) 많이 씹어야 한다

다치多齒 또는 세작만인細嚼慢咽이라는 말이 있다. "많이 씹는다" 그리고 "잘게 씹어서 천천히 삼킨다"는 뜻이다. 음식을 먹을 때 오래 씹어서 음식물을 잘게 만든 다음에 천천히 삼키는 것이야말로 가장 실천하기 쉬운 건강관리법이다.

오래 씹으면 음식과 침이 잘 섞인다. 침은 아밀라아제라는 효소를 이용해 전분을 포도당으로 분해하는 등 소화를 돕는다. 아울러 침은 그 자체의 수분으로 구강건조 문제를 해결해준다. 또 침의 살균작용에 의해 잇몸 염증이나 충치가 예방되며, 면역기능도 크게 향상된다.

씹는 행위는 뇌의 용량과도 관련이 있다. 음식을 씹어서 먹는 사람의 머리가 먹잇감을 이빨로 절단해 삼키는 사자나 호랑이의 머리보다 작으면서도 뇌의 용량은 더 큰 것도 그 때문이다.

육식동물 가운데 표범, 재규어, 사자, 호랑이의 뇌 용량은 각각 $150.3cm^3$, $181.1cm^3$, $244.6cm^3$, $283.4cm^3$이다. 맹수 가운데 사자보다 호랑이의 뇌 용량이 더 크지만 사람의 뇌 용량인 $1450cm^3$에 비하면 비교할 수 없을 정도로 작다.

이뿐 아니다. 오래 씹으면서 식사를 하면 뇌의 능력도 향상된다. 신경학자들은 씹는 행위가 뇌혈류를 증가시키고, 그 증가된 혈류량이 인지와 기억력을 담당하는 부위의 신경 활성도를 높여준다고 주장한다.

오시마 기요시가 쓴 《맛있게 먹고 머리가 좋아지는 식뇌학 이야기》란 책의 내용을 보면 "씹는 동작은 안면근육을 모두 움직이게 한다. 그 정보가 뇌의 본성 감각령에 전달되어 뇌를 자극한다. 또한 씹는 행위는 혈액을 뇌로 보내는 펌프 역할을 하기 때문에 뇌의 발달을 촉진하고 그 자극에 의해 뇌에서 호르몬 분비가 많아진다. 많이 씹을수록 뇌를 자극해 머리가 좋아진다. 치아가 없어지면 씹는 동작이 소실되어 뇌의 힘이 저하된다"고 했다.

일본의 한 병원에서 일반인과 치매환자의 치아 잔존 숫자를 조사하니 각각 8.81개, 3.59개였고, 치아가 하나도 없는 비율은 각각

26.9%, 49.1%였다고 한다. 치매환자에게는 치아 숫자가 적고 치아가 하나도 없는 경우가 거의 50%에 달했다. 이는 씹는 것과 뇌의 기능이 밀접한 관련성이 있다는 것을 입증한다. 실제로 이를 빼면 이를 지탱하고 있는 치근막의 신경과 이어져 있는 뇌의 신경세포가 죽어버린다고 한다.

예로부터 양생방법에서 고치법叩齒法이 권장되었던 것은 치아를 건강하게 하면 뇌까지 건강할 수 있다고 믿었기 때문이다. 고치법은 입술을 가볍게 다물고 위 이빨과 아래 이빨을 두드리는 것이다. 몇 차례 두드리면 입안에 침이 고이는데, 이때 침을 뱉어버리면 안 된다. 대신 침이 몸에서 안 좋은 부위로 가서 치료를 해줬으면 하는 바람을 갖고 삼켜야 한다. 침을 삼키기에 앞서 두드리는 횟수는 자신의 나이 수 정도면 된다.

저자는 2006년 상지대학교 한의과대학 학장직을 수행하면서 당시 김성훈 총장님의 권유와 ○○교도소 측의 요청으로 한동안 교도소에서 한 달에 한 번씩 한의학 의료봉사활동을 한 적이 있다.

의료봉사활동 중에는 재소자 가운데 교도소 측에서 선발한 60여 명을 대상으로 수형생활을 하면서 건강을 돌볼 수 있도록 하기 위한 한의학 건강 강의도 있었다. 그때 강의를 하며 몸 안의 기혈이 순환하는 통로인 경락經絡을 자극하는 8가지 동작(通氣八法, 통기팔법)을 시범해 보여준 적이 있는데, 그 중의 하나가 고치법이다.

강의를 끝내고 나올 때 60세 정도 되어 보이는 점잖게 생긴 분이 "잇몸에서 피가 나고 음식을 씹기 어려울 정도로 이빨이 시려 치과 진료를 받았는데, 풍치라는 진단을 받았다"며 "치료방법으로 모든 이빨을 빼고 임플란트를 해야 한다는 치과의사의 소견을 듣게 되었는데, 수형생활과 경제적인 형편으로 치료를 엄두조차 못 내고 있어 한의학적으로 어떻게 대처하면 좋겠냐"고 질문을 하셨다.

시간과 공간 관계로 인해 침으로 치료할 수도 없고 풍치에 좋은 한약을 복용시킬 수도 없는 상황이어서 잠시 생각 끝에 강의시간에 알려준 고치법을 열심히 해보시라고 권해드렸다.

2개월쯤 지나 저자가 재직하고 있는 상지대학교 한의과대학으로 그분으로부터 한 통의 편지가 왔다. 고치법을 실행하고 치아가 좋아졌다는 감사의 편지였다. 여러 가지 어려운 상황으로 제대로 치료도 받을 수 없는 처지에 그래도 병을 치료하기 위한 일념으로 고치법을 열심히 실행하셨을 모습을 상상하니 가슴이 뭉클했다.

해오고 있었습니다.

그러던 중 교수님의 교정껌 강의 내용이 남 다르게 느껴지게되어 그 날 이후로 시간 날 때마다 실행 하였더니 하루 하루가 신기할 정도로 좋아지게되어 전에는 사과 조차도 씹어 먹을 수 없었었는데 이젠 껌같게 씹어 먹을 수 있을 정도로 상태가 상당히 호전되었습니다.

수술 중치로 인한 통증이었다면 고승할 여지없이 지겨웠을터이지만 한 두개도 아니고 더구나 치아 상태는 양호한 편이라 조만간 출소하게 되면 사회 병원에서 임플란트 시술을 생각하고 있었는데 이렇듯 교수님의 잔동 건강껌을 통해 효과를 보게되어 너무나 기쁘고 감사한 마음 금 할길이 없습니다.

저자는 2008년 여름 홍천의 자연치료 마을인 힐리언스 선마을에서 열린 '하이라이프'라는 프로그램에 참여한 적이 있다. 이시형 박사께서 그곳의 촌장으로 계셨는데, 음식을 먹을 때 항상 강조하신 것이 '30 30 30 법칙'이었다. 30가지 이상의 음식 재료를 먹고, 한번 입에 넣은 음식물은 30번 씹고, 식사는 30분 동안 먹으라는 것이었다.

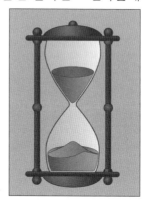

실제로 선마을의 모든 식탁에는 30분짜리 모래시계가 놓여 있다.

선마을에서 3일 정도 머물면서 모래시계를 보고 천천히 음식을 먹다 보니 30분의 식사시간을 지킬 수 있었다. 그런데 집과 직장으로 복귀한 후 또 다시 10분 안에 음식을 뚝딱 해치우는 버릇이 살아났다.

좋은 습관이건 나쁜 습관이건 한번 몸에 배면 고치기 힘들다는 것을 또 한 번 실감했다. 음식을 빨리 먹는 습관이 있는 사람에게 천천히 꼭꼭 씹어 먹는 것이 몸에 좋다고 아무리 말해도 '공염불'이 되기 십상이다.

이럴 때 한 가지 방법이 있다. 오랫동안 씹지 않으면 삼키기가 힘든 음식물을 식탁 위에 올려놓는 것이다. 겨울철 찬바람에 말려 먹는 무말랭이는 다치多齒가 필요한 대표적인 음식이다. 아울러 무말랭이에는 각종 비타민과 미네랄 등 영양성분도 많이 들어 있다.

한번 입에 넣은 음식물을 물이 될 정도로 씹어서 삼키는 습관을 갖게 된다면 치아도 건강해지고 치매나 중풍 같은 뇌질환도 예방할 수 있다.

2) 소식해야 한다 :

적게 먹고少食 채소를 먹고蔬食 자연 그대로 먹어야 한다素食

소식하라고 하면 으레 음식을 양껏 많이 먹지 말고 적게 먹으라는

少食
소식해야 한다

말로 받아들인다. 맞는 말이다. 의학적으로 음식을 많이 먹으면 이것을 소화하느라 인체가 많은 에너지를 쓰게 되어 노화가 빨리 진행된다고 한다.

20년 넘게 노화생물학을 연구하고 있는 고려대 이철구 교수는 "지금까지 나온 연구결과로 보면 노화에 가장 뚜렷한 효과는 소식밖에 없다"고 한다. 그리고 "육식보다 채식이 좋다고 하더라도 채식 자체는 수명 연장에 크게 영향을 끼치지는 않는다. 먹는 음식의 종류와 상관없이 절대적인 양을 줄이면 노화를 늦출 수 있다"고 말한다.

그러나 한자어로 어떤 '소' 자를 쓰느냐에 따라 소식의 의미는 달라진다. 푸성귀 '소' 자를 쓰는 소식蔬食은 채소를 많이 먹으라는 것이고, 하얀 '소' 자를 쓰는 소식素食은 음식에 첨가물을 많이 넣지 말고 먹으라는 얘기다.

따라서 적게 먹는 소식少食은 물론 소식蔬食과 소식素食도 건강을 위해 지켜가야 할 식습관이다.

蔬食
소식해야 한다

소식蔬食을 권하는 것은 채소가 몸에 좋기 때문이다. 그러나 채소도 제대로 먹어야 그 효과를 볼 수 있다.

요즘 채소로부터 생즙을 내서 먹는 사람들이 많다. 이렇게 하면 신선한 채소를 먹을 수는 있겠지만, 채소의 표면에 있는 소량의 독성 성분도 함께 먹는 결과를 낳는다.

이 독성 성분은 채소가 외부의 바이러스나 박테리아 등으로부터 자신을 지키기 위해 표면에 만들어놓고 있는 것들이다. 물론 이 같은 독성 성분 중 일부는 체내에서 항산화 작용을 하며 유익한 기능을 하기 때문에 일부러 먹기도 한다.

현대인은 불규칙적인 식생활을 하고 풍족한 영양 섭취를 하면서도 활동량은 줄었기 때문에 영양물질들이 제대로 대사되지 못해 소화불량, 비만, 무력증 등의 육체적 및 정신적 문제들을 겪는다.

이러한 경우에 소량의 독을 먹게 되면 이 독이 막혔던 기를 움직이게 하여 생식을 하기 전보다 몸과 마음이 가벼워지고 활력이 생긴다. 소위 이독공독以毒攻毒이라고 하여 독으로 독을 공격하는 방법이다. 이런 경험을 한 사람들은 계속해서 생식을 한다.

그런데 먹는 양이 늘어나면서 체내에 독이 축적되면 얘기가 달라진다. 이독공독의 효과를 얻을 수 있는 수준을 넘어 독이 쌓일 경우 오히려 몸이 쇠약해지면서 병에 걸릴 수도 있다. 이러한 폐단을 예방하기 위해서 옛날 성인들은 생식을 하면서도 기공수련으로 기운의 순환을 보다 원활하게 해 몸에 들어온 독을 적절하게 배출해냈다.

그러나 현대인들에게 생식과 기공수련을 동시에 실천하라는 것은 무리한 요구다. 그러면 생식의 부작용을 피하면서도 생식의 좋은 점만을 취할 수 있는 방법은 없을까.

한 가지 방법이 있다. 바로 탕침湯沈이다. 탕침은 약재를 뜨거운 물이나 탕약에 담그어 법제하는 방법을 이르는데, 채소의 생식에도 적용할 수 있다. 펄펄 끓는 물에 준비된 채소를 잠시 넣었다가 빼내면 식용 부위 표면에 있는 독성은 완화하면서 오래 끓일 경우 발생하는 미네랄, 비타민 등 활성물질의 손상은 방지할 수 있다.

옛날에도 산야초로 생즙을 내서 먹었던 풍습이 있었다. 이른 봄에는 땅을 뚫고 올라온 쑥을 캐 생즙을 내서 마셨다. 그러나 여기서 눈여겨볼 점은 바로 마시지 않았다는 것이다. 하루 밤 달빛을 쐰 다음 마셨다. 달의 음기를 통해 약성을 높이고 독성은 줄여서 그 효능을 배가한 것이다.

쑥 생즙 식이를 통해 옛 사람들은 봄의 활달한 기운과 생명력을 얻으려고 했다. 한의학에서도 쑥 생즙은 몸이 차서 기와 혈의 순환이 잘 안 되거나 정신적인 안정이 필요한 이들에게 처방되었다.

예전에 쑥 외에도 생즙을 내서 즐겨 마셨던 산야초로 약쑥과 익모초, 칡뿌리 등이 있었다.

약쑥은 뜸을 뜨는 데 사용했는데, 약쑥의 전초全草를 말린 것을 한의학에서는 애엽艾葉이라고 해 부인과 질환에 많이 처방했다. 애엽은 기운과 혈액을 잘 통하게 하고, 비위를 따뜻하게 해주고, 통증을 멈추게 하고, 바람과 찬 기운을 없애주고, 출혈을 멈추게 하고, 태아의 유산을 막아주었다.

또 익모초는 혈액순환을 돕고, 어혈을 없애고, 소변을 잘 나오게 하고, 몸의 해독을 도왔다. 한여름 더위에 지쳐서 입맛이 없을 때나 생리통으로 고생할 때 집 주변에서 자생하는 익모초의 잎을 뜯어서 생즙을 내어 마셨다.

그 외에도 숙취가 해소되지 않고 갈증이 날 때에는 칡뿌리(葛根, 갈근)를 캐서 그 즙을 내어 마셨고, 가래가 끓을 때에는 박과에 속하는 수세미오이의 줄기에 상처를 내면 나오는 수액(絲瓜汁, 사과즙)을 마셨다. 수세미오이의 수액은 폐에 진액이 부족하고 열이 있어 나는 기침을 치료했다.

素食 소식해야 한다

송나라 때 주진형朱震亨은 격치여론格致餘論의 여담론茹淡論에서 "육류를 적게 먹고 천부天賦의 맛과 자연물을 많이 먹어야 한다"고 주장했다. 특히 그는 하늘이 내려준 곡식과 채소, 과일이 자연스럽게 어우러진 맛은 사람의 음陰을 보補해주는 효능이 있다고 하였다.

명나라 때 만전萬全은 양생사요養生四要에서 "오미五味 중에 기름진 음식을 적게 먹으면 사람이 튼튼해지고 정신을 맑게 할 수 있지만, 기름지게 먹는 경우에는 각각의 그에 따른 장부가 손상된다"고 지적하였다.

하늘이 만들어 가지게 한 맛과 영양을 섭취하는 방법은 가능한 한 식물을 자연 상태로 먹는 것이다. 즉 그것의 전부를 신선한 상태로 또는 가볍게 손질을 해서 어떠한 첨가물도 넣지 않고 먹어야 한다. 이를 저자는 소식素食이라고 명명하였다.

가정의학과 전문의인 김선규 씨는 격무에 시달리며 지내다 직장암 3기 진단을 받았다. 그는 암 덩어리를 포함해 장을 20cm 가량 절단하고 투병을 위해 산골마을로 내려갔다.

그는 《암을 이기는 의사들》에서 "산골생활은 단순했다. 아침 일찍 일어나 오염되지 않은 공기를 마시며 평소 관심이 있었던 단전호흡과 태극권으로 몸을 풀고 밥을 지어 먹었다. 집 앞 텃밭을 일구어 키운 채소와 산에서 캐온 나물들은 도시에서 먹던 나물들과는 그 향부터 달라 군침이 절로 돌았다. 심심하면 근처 산을 오르며 보냈다. 불을 때기 위해 나무를 하러 가기도 하고, 그저 계절의 변화를 감상하러 산을 오르기도 했다. 그러다 보니 특별히 운동을 한다는 생각 없이 돌아다녔음에도 어느새 내 체중이 105kg이라는 육중한 무게에서 벗어나 75∼78kg으로 정상 몸무게를 되찾았다"고 말하고 있다.

그는 또 어떤 매체와의 인터뷰에서 "지리산 맑은 물을 마시고 기름과 첨가물에 찌든 음식 대신 자연이 키운 제철 음식을 먹다 보니 저절로 건강도 좋아졌다"고 술회했다.

음식에 맛을 내기 위해선 첨가물을 가미해야 한다고 주장하는 사람들이 많다. 그러나 첨가물을 넣지 않고도 음식을 맛있게 먹을 수 있는 방법이 있다. 설탕을 넣어 저온에서 발효시킨 채소 발효액을 싱싱한 채소와 섞어서 먹는 것이다. 이렇게 하면 독성이 감소하고, 소화가 잘 되고, 영양이 풍부해지고, 맛도 좋다. 면역력이나 항암효능도 배가된다.

영농법인인 한국건강생활실천연구소의 장용화張龍和 대표는 "김치도 발효액을 이용하여 담가 먹으면 그 맛이 훨씬 좋다"며 "김치 특유의 면역력도 강화된다"고 항상 강조한다.

장대표가 직접 발효액으로 맛을 낸 김치를 보내주셔서 먹은 적이 있는데, 시원하고 담백한 맛이 아직도 잊히지 않는다.

3) 음식 재료 전체를 먹어야 한다

영양분을 균형 있게 섭취하기 위해선 음식 재료 전체를 다 먹는 것이 좋다.

국수를 먹을 때 보면 멸치로 육수를 낸다. 그런데 이때 멸치의 머리와 내장을 다 제거한 후 끓여서 사용하는 것이 일반적이다. 그러나 멸치보다 작은 뱅어포를 먹을 때는 머리, 내장 등을 제거하지 않는다. 너무 작아 이들을 분리할 수 없기 때문이다. 이렇게 뱅어포처럼 머리, 내장 등을 제거하지 않고 전체를 다 먹으면 거기에 들어 있는 영양원을 그대로 다 섭취할 수 있다.

아주 작은 곤충이라도 뇌가 있고 소화하고 흡수하는 오장육부가 있다. 빈대에는 간이 없다고 하지만 걸어 다니거나 날아다니도록 하는 다리와 날개가 있다. 이들 각각의 장기나 기관은 그들이 필요로 하는 영양소를 소모하면서 생명활동을 지속한다. 그 같은 영양소들은 대부분 사람의 장기에도 필요한 것들이다.

식물도 마찬가지다. 식물은 외부 기후의 자극이나 곤충들의 침입, 곰팡이나 병원균 등으로부터 자신을 보호하기 위해 여러 가지의 보호물질들을 분비한다. 이런 물질들을 파이토케미컬(phytochemical)이라고 부른다. 그러면 식물의 파이토케미컬이 왜 인간의 몸에도 좋은지 차근차근 살펴보자.

껍질을 먹어야 전체식이다

일반적으로 과일은 껍질을 벗겨 과육만을 먹고 뿌리식물도 껍질을 벗기고 먹는다. 특히 과일의 경우엔 껍질에 농약이 묻어 있다고 생각하기 때문에 질색하는 사람들까지 있다.

껍질을 제거한 나머지 부분을 먹는 경우에 이를 부분식, 즉 편식이라고 한다. 과일이나 뿌리의 껍질을 벗기지 않고 잘 씻어서 먹어야 비로소 전체식이 된다.

전체식이 왜 좋은 것일까.

과수원에 가면 배나 포도, 사과 등의 과일에 종이봉지를 씌워놓은 것을 많이 볼 수 있다. 바람을 직접 맞지 않으면 과일의 맛이 달고 껍질도 얇게 만들어진다고 한다. 종이봉지를 씌워놓은 과일은 약간 덜 익은 것이어도 단맛이 난다.

반면에 봉지를 안 씌운 과일은 덜 익었을 때 먹으면 껍질이 두꺼워 씹을 때 질감이 좋지 않고 떫고 쓴맛까지 난다.

왜 그런지 따져보자. 껍질은 유전인자를 지닌 과육 안 씨앗을 보호하기 위한 것이다. 비유하자면 껍질은 외부 침입자들로부터 중요한 물질을 보호하기 위해 각종 무기로 중무장한 군대와 같다. 그래서 바람이 들이치는 들판에서 크는 과일은 침입자들을 막기 위해 껍질이 두꺼워지고 껍질 속에 각종 방어장비인 화학물질들을 분비하여 배치시켜 단맛 대신 쓴맛이 난다.

하지만 과일에 종이봉지를 씌우면 봉지가 그 같은 껍질 역할을 어느 정도 대행해주기 때문에 껍질은 얇아지고 맛이 달다.

그러나 종이봉지를 씌우지 않은 들판의 과일도 완전히 익으면 비록 껍질은 조금 두텁더라도 단맛은 종이봉지에 씌워서 키운 과일 못잖게 좋아진다.

들판의 과일이 덜 익었을 때 그처럼 맛이 없는 것은 아직 영글지 않은 과육 속 씨앗이 다른 곤충이나 동물의 먹잇감이 되면 종족을 번식시킬 수 없기 때문이다. 따라서 씨앗이 성숙되기 전에는 두꺼운 껍질과 맛없는 물질로 외부의 침입자를 물리친다. 실제로 풋과일을 먹게 되면 배가 아프고 소화가 안 되며 설사가 나오기도 한다.

그러나 씨앗이 다 익을 즈음이면 상황이 바뀐다. 이때는 오히려 단맛을 물씬 풍겨서 곤충들이 빨리 나무에서 따먹으라고 유혹한다. 다 익은 과일을 먹은 동물이 다른 곳으로 이동하여 배설하면 그곳에서 과일의 씨앗이 싹을 틔워 종족이 퍼져나갈 수 있다.

이처럼 과일은 성숙도에 따라 다른 맛을 내는 이유가 분명히 있는 것이다.

과일을 비롯한 대부분의 식물들은 환경이 열악할수록 자신을 보호하려고 방어물질을 많이 분비한다. 과일의 경우 과육이 완전히 성숙해 단맛이 들었어도 풋과일 시절에 만든 방어물질들을 껍질에 여전히 지니고 있다.

껍질에 들어 있는 이러한 방어물질들도 일종의 파이토케미컬이다. 파이토케미컬은 식품의 색과 맛 그리고 향을 제공하는 물질로 알려져 있는데, 현재까지 밝혀진 종류만 1000개가 넘는다. 파이토케미컬은 그리스어로 식물을 뜻하는 파이토와 화학적 구조물을 뜻하는 케미컬의 합성어로 우리 몸을 질병으로부터 보호하는 기능이 있는 물질들을 말한다.

나무나 열매껍질, 씨앗이나 뿌리껍질에 풍부하게 들어 있는 파이토케미컬은 암의 형성과 전이를 억제하고, 심지어는 암 덩어리를 제거하는 역할까지 한다. 또 바이러스, 박테리아 등과 같은 질병을 일으키는 원인물질로부터 몸을 방어하며 세포의 산화와 노화를 늦춰준다. DNA 손상을 막거나 손상된 DNA를 복원하는 역할도 한다.

감기 치료와 예방에 좋다는 유자柚子만 해도 모진 해풍을 맞고 자란 것이 그 효과가 더 좋다. 그 이유는 유자가 바람을 막아내기 위해 두껍게 껍질을 만들어놓으면서 파이토케미컬을 많이 분비해놓았기 때문이다. 그래서 유자를 고를 때 향과 색이 찐하고 껍질이 두꺼우면서도 울퉁불퉁한 것을 고르라고 하는 것이다. 또 유자차를 만들어 먹을 때 꼭 껍질까지 먹어야 한다.

그런데 요즈음 사람들의 식습관을 보면 껍질은 맛이 없거나 농약이 묻어 있다고 두껍게 깎아 내버리고 잘 먹지 않는 경향이 있다. 감기에 쉽게 걸리거나 저항력이 떨어져 잔병치레를 자주 하는 것도 어찌 보면 그처럼 파이토케미컬을 멀리하는 식습관과 무관하지 않다.

감자나 고구마의 껍질은 또 다른 의미에서 우리 몸에 좋다. 즉 흙과 직접 닿은 상태에서 자랐기 때문에 흙속의 미네랄 역시 껍질에 제일 많다. 이 귀한 자원을 일부러 벗겨내서 먹고 있으니 참으로 애석한 일이 아닐 수 없다.

뿌리, 줄기, 가지, 잎, 열매를 골고루 먹어야 한다

포도 씨가 몸에 좋다고 한다.

그러나 몸에 좋다고 포도 씨를 그냥 삼키면 아무 효과도 볼 수 없다. 어떤 식물이든 씨앗의 껍질에는 동물의 위산도 견딜 수 있게끔 강력한 보호물질이 '코팅'돼 있다. 그래서 대부분 삼킨 씨앗은 소화가 안 된 상태로 그냥 대변을 통해 몸 밖으로 배설된다.

포도 씨의 좋은 성분들을 섭취하기 위해선 씨앗을 이빨로 깨서 씹어 삼켜야 한다. 간혹 껍질에 있는 생리활성물질들에 의해 혓바늘이 돋는 부작용이 생길 수도 있지만, 그렇더라도 적당량의 포도 씨를 씹어 먹으면 신체 여러 부위의 염증을 예방하는 데 도움이 된다.

식물의 뿌리 역시 몸에 좋은 성분을 많이 지니고 있다. 우선 땅속에 있는 뿌리는 흙속의 각종 미생물들로부터 자신을 지키기 위해 열매껍질보다 더 많은 생리활성물질을 간직하고 있다.

여기에 흙에서 영양분을 얻기 때문에 감자나 고구마 껍질처럼 미네랄도 풍부하게 지니고 있다. 따라서 면역력과 미네랄이 부족한 현대인들에게는 뿌리 식품만큼 좋은 것도 많지 않다.

뿌리 식물로 맛도 좋고 영양가도 높은 것은 단연 냉이다.

냉이는 한의학에서 제니薺苨라고 하는데, 황도연 선생이 지은 한의 처방서적인 《방약합편方藥合編》에는 "냉이가 맛이 달고 성질이 차가워서 기침·갈증·부스럼을 치료하고, 백 가지 약초의 독을 풀어내며 독사의 독과 화살 상처를 치료한다(薺苨甘寒嗽渴瘡 解百藥毒蛇箭傷, 제니 감한수갈창 해백약독사전상)"고 돼 있다.

실제로 냉이는 독을 풀어내는 효과가 정말 뛰어나다. 분만 과정에서 생긴 독소들을 잘 제거하여 특히 분만 뒤에 산모에게 좋다. 약이 부족했던 옛날에는 산모가 기운이 없고, 몸이 붓고, 관절 통증 등으로 힘들어할 때 냉이를 끓여줬다.

4) 음식은 때에 맞춰 먹어야 한다

음식은 정해진 시간에 먹어야 한다. 몸속의 소화기관은 일정한 규칙에 의해 움직인다. 따라서 그 규칙이 무너지면 소화기관에도 문제가 생긴다.

현대인은 밤에도 불을 밝히고 대낮과 마찬가지로 활동을 할 수 있다. 또 늦은 시간인 데도 배가 고프면 음식을 먹는다. 그러니 소화가 다 되지 않은 상태에서 잠을 잘 때가 많다. 다른 장기들은 쉬는데 위장만 늦은 시간에 먹은 음식물을 소화시키기 위해 쉬지 않고 일해야 하는 것이다. 음식을 먹고 곧바로 자면 아침에 일어나서 몸이 찌뿌듯한 것도 그 때문이다.

간식을 하지 않고 음식을 시간에 맞춰서 잘 챙겨 먹기만 해도 웬만한 위장병은 다 낫는다. 그럼에도 대부분 이를 실천하지 않아 만성적인 소화장애로 고생한다.

3. 요리방법

음식을 먹거나 한약을 복용할 때 열을 가하여 익히거나 끓여서 먹는다. 피터 바햄(Peter Barham)은 《요리의 과학》에서 음식을 가열하는 이유를 "음식에 있는 독소를 파괴하거나 소화되지 않는 물질을 잘 소화가 될 수 있게 하고, 큰 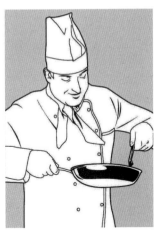 분자로 되어 있어 우리가 맛을 알 수 없는 것을 맛볼 수 있는 작은 분자로 분해하는 화학반응을 유도하기 때문이다"고 설명한다.

또한 "온도가 약 200℃ 이상 올라가면 새로운 분자가 나타나기 시작하는데, 고온에서 생긴 이 분자에는 발암물질도 섞여 있고 맛도 그다지 좋지 않다"며 "따라서 고기도 너무 오래 가열해 먹으면 안 된다"고 온도의 중요성에 대해 언급하고 있다.

음식을 만드는 과정에서 가열하여 조리를 하는데, 이때 '어떤 온도로 조리하느냐, 어떤 조리방법을 사용하느냐'에 따라서 음식물의 맛과 영양성분에 큰 변화가 일어난다.

건강에 도움이 되는 음식이란 수분을 적당하게 머금고 있으며 그 수분에 녹아 있는 분자 상태의 산소, 즉 용존산소가 풍부한 음식을 말한다. 그 같은 음식을 만들기 위해서는 적절한 조리 온도와 조리 방법이 중요하다.

1) 조리 온도

대부분의 식품은 조리하는 온도에 따라서 영양성분의 함량이 바뀌고 맛도 변한다.

튀김 요리를 할 때 기름의 온도가 낮으면 바삭바삭 튀겨지지 않는다. 집에서 만드는 튀김과 전문 음식점에서 먹는 튀김의 맛에 차이가 나는 것은 대부분 튀길 때 화력의 차이 때문이다.

그러나 음식을 가열하여 조리할 때 화력이 세다고 해서 맛있고 몸에 좋은 음식을 만들 수 있는 것은 아니다.

닭백숙을 한번 보자. 닭백숙 요리를 하며 살점이 익을 정도로만 가열하면 기대했던 '몸보신' 효과를 거둘 수 없다. 오랜 시간 달여서 연골에 들어 있는 영양분들이 육수로 다 빠져 나올 수 있도록 해야 한다.

피터 바햄은 "달걀을 삶을 때 익는 정도는 불을 끄고 냄비 속의 물이 식는 속도에 따라 다르다"며 "물이 식는 속도는 냄비의 재질이나 모양과 크기, 물의 양, 심지어는 주방의 기온에 따라서 달라진다"고 지적했다.

음식이 제대로 조리되기 위해선 화력의 세기 못잖게 식재료의 배합비율, 주방의 환경, 그리고 조리기구 역시 중요하다는 얘기다.

여기서 재료 배합비율과 주방 환경 등은 그때그때 요리의 내용에 맞게 조절할 수 있지만 조리기구는 직접 만들어 사용하는 것이 쉽지 않다. 따라서 요리사들은 조리기구를 고를 때 특히 신중을 기한다.

한약을 달일 때 쓰는 약탕관藥湯罐은 그런 점에서 훌륭한 조리기구로 볼 수도 있다.

약탕관은 두껍게 흙으로 빚어
만든 토기라서 전도성과 보온성
이 좋다. 또 약탕관은 중간 부분
이 불룩하게 만들어져 있기 때문
에 열이 고르게 전달된다. 뚜껑
대신 한지를 덮어 동여매는 것도

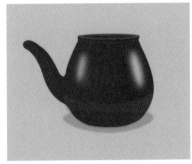

옛날에 약을 달일 때 사용했던 약탕관

이유가 있다. 한지를 통해 약이 끓으면서 배출되는 나쁜 냄새가 약
탕관 밖으로 잘 빠져나갈 수 있고 외부에서 나쁜 공기는 약탕관 안
으로 들어오지 못하도록 걸러진다.

요즈음 고기를 숯이나 가스 불로 직접 구워 먹는 방법이 유행하고
있다. 그러나 이렇게 직접 불에 구우면 영양가의 15~40% 정도가 빠
져나간다고 한다. 게다가 자칫 온도가 높으면 고기가 타기 때문에 분
명히 건강에 좋지 않은 조리법이다.

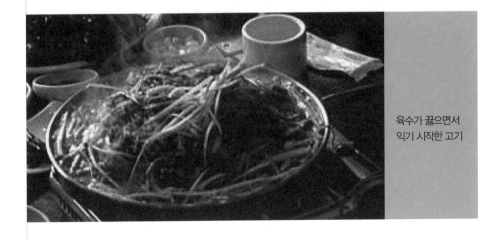

육수가 끓으면서
익기 시작한 고기

음식과 건강

그래서 옛날에 우리 조상들은 고기의 육즙까지 먹는 '불고기' 형태로 고기를 조리해 먹었다. 불고기는 육수까지 먹는 음식이어서 수분 섭취에 도움이 됐고 탄 고기에 대한 걱정도 할 필요가 없었다.

요즈음 '샤브샤브'라는 음식이 인기다. 샤브샤브는 끓는 국물에 얇게 썬 고기, 채소, 해물 등을 데쳐 먹는 일본 요리로 알려져 있다. 그러나 우리에게도 샤브샤브와 유사한 전통요리가 있었다. 바로 '토렴'이다.

음식 연구가들에 따르면 식은 밥이나 국수에 뜨거운 국물을 부었다가 따라내기를 여러 번 반복해 데우는 것을 토렴이라고 하는데, 토렴은 삼국시대 전쟁터에서 철로 된 투구에 물을 끓여 채소와 고기를 익혀 먹거나 데워 먹은 데서 비롯되었다는 것이다.

어쨌든 샤브샤브는 몸에 좋은 음식이다. 고기를 태울 필요 없이 육

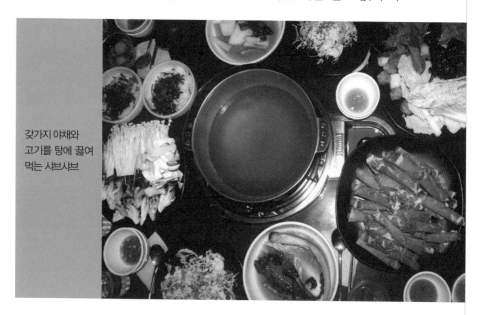

갖가지 야채와 고기를 탕에 끓여 먹는 샤브샤브

즙까지 먹을 수 있고 채소도 영양소가 파괴되지 않을 만큼만 살짝 데쳐 먹기 때문이다.

문화文火와 무화武火

한약을 달이는 방법 중 전탕법煎湯法이라고 하는 것이 있다.

약을 달일 때 불의 온도에 따라 약효가 달라지기 때문에 한의서적에서는 처방에 따라 '화력이 센 불로 달이거나 화력이 약한 불로 달여라'는 주문을 무화武火, 문화文火로 표기한다.

보통 딱딱한 목질 부분을 약으로 사용하는 약재 또는 동물성 약재로서 뼈나 등껍질 등을 달일 때는 약한 불(文火, 문화)로 오래 달인다. 이렇게 달인 약재는 몸에 잘 흡수된다.

반면에 땀을 내게 하여 감기를 치료하거나 술 또는 여러 가지 유해물질을 체내에서 배출시키려 할 때는 센 불(武火, 무화)로 잠깐 달인다.

한의학에서 전탕방법은 음식을 조리할 때도 마찬가지로 적용된다.

소의 뼈나 사골을 달일 때는 약한 불로 밤새 달이는 것이 좋다. 즉 '문화文火'의 전탕법대로 하면 된다. 반면에 복어 매운탕을 먹을 때는 미나리를 숨만 죽일 정도로 잠시 펄펄 끓는 물에 넣어 익혀 먹어야 한다. '무화'의 전탕법을 활용하는 것이다.

또 향이 풍부한 식재료는 오래 끓이면 몸에 좋은 '방향성' 성분들이 모두 빠져나가기 때문에 살짝 익혀 먹는 것이 좋다.

한편 약재 가운데 옛날에 민간에서 신경통에 널리 사용했었던 초

오초烏나 천오川烏 등은 독성이 매우 강하기 때문에 5시간 이상 달여서 그 독성을 줄여서 먹었다.

2) 부재료의 이용

음식을 조리하거나 약용식물을 다룰 때 맛을 좋게 하고 소화를 돕기 위해 술, 식초, 꿀, 조청 등의 보조 재료를 사용한다.

술은 곡식이나 열매를 누룩과 함께 발효시키거나 화학적으로 합성하여 얻는 음료로 맛이 맵고, 성질은 따뜻하며, 독이 있다. 마시면 혈액과 기의 순환이 잘 되게 하며, 정신을 강하게 하고 찬 기운을 막아내며, 흥을 돋우고 시름을 잊게 한다.

이와 함께 술에는 약 기운을 잘 돌아다니게 하는 효능이 있어 한약제의 법제 보조 재료로 많이 쓴다.

성형수술을 한 후에 몸이 부었을 때, 한약의 약효가 잘 나타나지 않을 때, 말초혈관 순환에 문제가 생겨 손발이 저릴 때, 술을 너무 많이 마셔 숙취로 힘들 때 미나리를 끓여 마시면 좋다.

그런데 이 미나리 끓인 물의 효능을 배가해주는 것이 있다. 바로 술이다. 미나리를 끓일 때 술을 한 잔 부어 끓이는 것과 그렇지 않은 것은 맛은 물론 영양가에 있어서도 큰 차이가 있다.

미나리를 물에 넣고 끓일 때 수수로 만든 술인 고량주高粱酒를 소주잔으로 한 잔 넣으면 온도를 일시적으로 상승시켜 미나리의 외피를 깨트린다. 그러면 미나리가 품고 있던 성분이 잘 우러나온다. 미나리를 끓여낸 육수의 색도 연한 커피색이 되는데, 맛이 더 풍부해진다. 반면에 술을 넣지 않고 끓이면 색도 맛도 완전히 달라진다.

미나리를 끓일 때뿐만 아니다. 매운탕처럼 생선 비린내가 걱정되는 음식을 조리할 때 찌개가 끓은 직후에 포도주나 정종을 한 잔만 부어도 생선 비린내가 안 나고 맛도 풍부해진다.

술은 생지황生地黃의 약효도 더욱 좋게 한다. 생지황은 성질이 몹시 차서 열을 내리고, 진액을 불려주며, 어혈을 흩어지게 하는 효과가 있다. 그런데 생지황을 술에 불려 쪄서 말리기를 아홉 번 하면 성질이 따뜻해지고, 혈액과 골수를 보충해주는 약인 숙지황熟地黃으로 변신한다.

식초도 몸에 좋은 부재료다. 간에 좋은 식초는 오래 묵은 것을 밀어내고 새로운 것을 끌어들여 몸에 쌓여 있던 독을 흩어지게 하는 효과가 있다. 구연산 등 유기산이 풍부하기 때문에 피로 회복 효과가 있고 체내에서 생성된 노폐물과 각종 산성물질의 배출을 돕는다. 또 지방 분해를 도와 혈관에 불순물이 쌓이는 것을 방지한다.

싱거운 음식에 소금 대신 식초를 넣어도 어느 정도 간을 맞출 수 있다. 따라서 식초는 짠 음식을 좋아하는 한국인들에게 소금을 대체할 수 있는 유용한 식품이다.

이 외에도 식초는 소화기능을 돕고 인슐린 분비를 촉진시켜 혈당을 낮춘다. 또 칼슘의 흡수율을 높이고 식중독의 원인균인 포도상구균, 살모넬라균 등을 장에서 몰아낸다. 암에 대한 면역력도 높여준다.

김기진 씨는 〈감식초 함유 음료 섭취가 알코올 분해 및 생리적 기능 회복에 미치는 영향〉이란 연구에서 "고농도 감식초 음료는 빠르게 알코올을 분해하는 효과가 있다"고 발표하였다.

'식초 박사'로 통하는 구관모 씨는 자신의 책《식초의 달인 구관모의 초밀란으로 간암 다스리기》에서 만성 피부병과 간장병으로 고생하는 딸의 병을 식초로 고쳤다고 밝혔다.

예전에는 음식을 만들면서 식초를 많이 사용하여 한 달이면 집집마다 빈 식초 통이 두세 개씩 나올 정도였다. 그러나 요즘에는 가정에서 식초를 많이 소비하지 않고 있다. 여름철에 즐겨먹는 냉면에 식초를 넣어 입맛을 돋우거나 짜장면을 먹을 때 나오는 단무지나 양파에 식초를 뿌려 먹는 정도다.

가족의 건강을 진심으로 생각한다면 천연 양조식초를 한두 통쯤은 가정마다 구비해놓아야 할 것 같다.

3) 도정과 가공식품

쌀과 밀은 소비자의 손에 닿기 전에 겉껍질을 제거하는 도정搗精이라는 과정을 거친다. 그러나 도정은 맛은 좋게 하는 대신 영양의 손실을 유발한다.

쌀과 밀의 껍질과 씨눈에는 강력한 항산화 작용을 하고 중금속을 배출해내는 셀레늄(Se), 당 대사를 돕는 크롬(Cr), 뼈를 성장시키고 뇌신경세포를 활성화하는 칼슘(Ca) 등 수많은 미네랄과 암을 예방하고 생식기능을 강화하는 비타민 E(tocopherol), 탄수화물과 단백질

대사를 돕고 피로물질인 젖산의 생성을 억제하는 비타민 B1(thiamine) 등이 들어 있다.

또한 필수지방산, 필수아미노산, 핵산 등 영양소와 섬유소도 풍부하게 들어 있다. 때문에 최근에는 도정하지 않은 상태인 현미와 통밀이 각광을 받고 있다. 그러나 도정한 곡식이 몸에 유익한 성분을 많이 상실했지만 여전히 인간이 필요로 하는 탄수화물의 주요 공급원이라는 점에는 변함이 없다.

문제는 가공식품이다. 가공식품에는 보존제나 식품첨가제가 들어가 소화를 방해한다. 또 가공식품은 섬유질 대신 설탕을 다량으로 품고 있다. 따라서 과잉섭취하면 고지혈증이 생기고 칼슘 결핍 현상을 낳기도 한다.

비록 도정된 쌀을 먹는다고 하더라도 찌개나 국을 끓일 때 쌀뜨물을 쓰면 그나마 괜찮다. 쌀뜨물에는 배아에 있는 영양소가 물에 희석되어 있기 때문에 이를 버리지 않고 찌개나 국을 끓일 때 쓰면 좋다. 쌀뜨물은 곡류가 지닌 독성을 약화시키는 효과도 지니고 있다.

쌀을 씻을 때 세 번째 씻은 물을 깨끗한 용기에 받아놓으면 용기 바닥에 가라앉은 물질과 위의 맑은 물로 분리된다. 이때 용기를 흔들어서 혼탁한 뜨물이 되게 한 뒤 마시면 해독 효과를 볼 수 있다.

쌀뜨물을 대신하는 것을 만들어 쓸 수도 있다. 밥 수저로 한 숟가락 분량의 쌀에 팔팔 끓는 물 한 컵(맥주잔 기준)을 붓는다. 식기를 기다려 믹서에 넣고 흰 설탕 1 티스푼을 넣고 갈아서 우웃빛의 물이 되게 만든다. 이것을 백미반생반음탕白米半生半飮湯이라고 한다.

백미반생반음탕은 쌀뜨물과 비슷한 효능을 지닌다. 특히 음식을 잘못 먹고 피부가 가렵거나 페인트 등으로부터 휘발성 물질을 흡입해 컨디션이 안 좋을 때 해독하는 효과가 있다.

치킨이나 핫도그처럼 식물성 기름으로 튀겨내는 음식도 조심해야 한다. 식물성 기름은 좋은 영양원이나, 이것이 산소와 결합하면 과산화지질이라는 독성물질로 변해 혈액을 혼탁하게 한다. 혈액순환 장애를 일으켜 동맥경화와 심장병의 원인이 되기도 하고 암을 비롯한 여러 가지 만성 질환을 유발한다. 따라서 튀긴 지 오래된 음식은 절대로 먹어서는 안 된다.

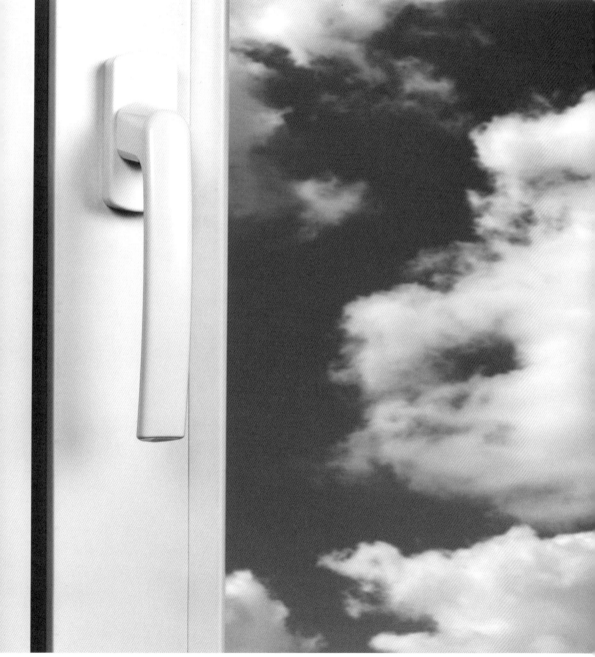

공기와 건강 3

산소가 답이다

1. 생명활동에 필수인 보이지 않는 음식, 산소

산소 부족은 대사기능의 장애를 초래해 신체 전반의 건강에 좋지 않은 영향을 미친다. 그럼에도 산소가 얼마나 중요한지 제대로 인식하고 살아가는 이는 많지 않다.

서양에서 자연치료의 대가로 잘 알려진 막스 거슨 박사(Dr. Max Gerson)는 "신진대사가 정상인 사람은 암이 발생하지 않을 뿐만 아니라 성인병, 세균성 및 바이러스성 염증 질환에도 걸리지 않는다"고 하였다.

인간은 먹고, 마시고, 운동하고, 땀을 흘리고, 소변과 대변을 배설하며 살아간다. 이 같은 대사과정 중에 잠시라도 호흡을 통한 산소 공급이 중단되면 생명의 위협을 받게 된다.

현대인은 유산소 운동의 부족으로 산소를 충분히 흡수하지 못하고 대기오염으로 적정량의 산소조차 공급받지 못하고 있다. 반면 예전에 비해 양적, 질적으로 훨씬 많은 영양을 음식으로 섭취한다.

그런데 음식을 제대로 소화해 에너지로 만들기 위해 필요한 것이
바로 산소다. 하지만 요즘 인체는 항상 산소 부족 상태에 처해 있기
때문에 열효율이 아주 낮은 내연기관으로 변해가고 있다.

음식 소화과정에서 산소가 왜 필요한지는 높은 산에 올라가 음식
을 조리할 때 산소 부족으로 식재료들이 제대로 익지 않는 현상만
떠올려 봐도 쉽게 알 수 있다.

체내에 산소가 부족하여 에너지를 적절히 만들어내지 못하면 비
만한 상태가 되고, 대사가 다 되지 못한 찌꺼기가 난로의 그을음이
나 불완전 연소된 재가 쌓이듯이 축적되어 현대의 각종 난치병을 만
들어낸다.

산소량의 부족과 오염된 공기는 기관지염이나 폐렴 등 호흡기 질
환을 유발할 뿐만 아니라 신체의 모든 기능을 문란하게 하고 다른
질병을 극복하는 데 큰 어려움을 겪게 한다.

1) 숨 쉴 때 유해물질의 흡입으로 인한 피해

사람들은 눈에 보이는 더러운 음식은 먹기를 꺼려하지만, 눈에 보
이지 않는 더러운 공기는 아무렇지도 않게 들이마신다.

음식물에 있는 균이나 오염된 물질들은 위에서 분해되고 간에서
해독되는 과정을 거치는 동안 대부분 그 독성을 잃는다. 그런데 숨
을 쉴 때 유해한 화학물질이 폐로 들어오게 되면 혈관으로 바로 흡
수되어 중추신경까지 아무런 여과장치 없이 침입해 들어간다.

그러면 뇌가 한 번도 접촉한 경험이 없었던 화학물질로 인해 호르몬 균형이 무너지며, 신진대사에 이상이 생기고, 면역기능이 떨어지는 등 신체 전방위적으로 문제가 발생할 수 있다.

한의원을 개원하여 진료하는 제자가 얼마 전 들려준 이야기다. 그는 평소 향을 피워놓고 진료를 했다. 그런데 진료실이 건조하다 싶어 향불을 피워놓은 채로 가습기를 틀었다고 한다. 그 같은 상태에서 이틀 동안 진료를 했는데, 갑자기 목이 콱 잠기며 목소리가 잘 나오지 않고 호흡하기조차 힘든 상태가 돼버렸다. 약재를 처방해 상태가 좋아지긴 했지만 3개월 넘게 후유증을 앓았다고 한다.

가습기를 틀어놓은 상태에서 향을 태우면 향기 속 물질이 가습기에서 나온 미세한 수분 덩어리와 쉽게 결합한다. 그리고 그 결합 물질이 호흡기를 통해 체내로 들어오게 되면 기관지와 폐 점막의 표면을 코팅해버린다. 한의원을 운영하는 제자가 겪었던 호흡장애와 음성장애도 그 때문이었다.

산행을 하고 온 뒤에 피부가 여기저기 가렵고 긁으면 진물이 난다며 찾아오는 이들이 있다. 진료를 해보면 옻 때문이라고 판명되는 경우가 종종 있다. 물어보면 등산 중에 옻나무를 본 적도 만진 적도 없다고 한다. 그런데 어떻게 옻에 의한 칠창漆瘡이 생겼을까.

그러나 곰곰이 생각해보면 그럴 수도 있겠다는 생각이 든다. 소나무 밑에 자동차를 주차해본 이들은 누구나 앞 유리창에 잘 닦여지지 않는 미세한 물방울이 맺혀 있는 것을 본 적이 있을 것이다. 그 물방울들은 눈에는 잘 보이지 않지만 소나무 잎이 분비한 진액이 날려 온 것들이다.

옻나무를 본 적도 없는 이들에게 옻이 오른 것도 같은 이치다. 멀리 옻나무에서 흘러나오는 옻의 수액이 바람을 타고 공기 중에 날아다니다 지나가는 등산객의 피부에 묻어 옻이 오르게 된 것이다. '멀리 있는 옻나무만 봐도 옻을 타는 사람이 있다'라는 말도 그래서 생겨난 것인지 모른다.

옛날부터 옻나무하고 밤나무는 땔감으로 아궁이에서 태우지 않았다. 옻나무를 태우다가 그 연기를 마시게 되면 기관지나 폐 점막에 옻이 올라 호흡곤란으로 죽을 수도 있기 때문이다.

옻나무를 땔감으로 태우다 호흡기에 옻이 오르는 과정을 보면 이렇다. 아궁이에서 타던 나무의 불씨가 꺼지려고 하면 흔히 입으로 바람을 불어내서 불씨를 살리게 된다. 그런데 입으로 바람을 만들어 불어낸 뒤 다시 공기를 마시다 보면 옻나무에서 나는 연기를 무심코 마시게 돼 있다.

옻나무를 아궁이에서 태우면 방에서 잠을 자던 이들이 옻이 올라 생명이 위태롭게 될 수도 있다. 혹여 방구들이 오래돼 금이 가 있을 경우 옻나무 연기가 구들장 틈새로 나와 방에 있던 사람들의 폐로 침투해 들어갈 수 있다.

밤나무도 마찬가지다. 밤꽃 향기가 진할 때 밤나무 그늘에서 잠을 자고 일어나면 숙취 후유증 같은 불쾌감을 느낄 수 있다. 호흡으로 들어온 밤나무 향기가 우리 몸의 호르몬을 교란하여 빚어지는 현상이다. 그런데 밤나무를 땔감으로 태우다 그 연기를 맞으면 밤꽃 향기를 호흡한 것과 같은 현상이 일어나고 심하면 사망에 이른다.

그래서 호흡할 때 어떤 향기나 수액이 함께 들어오느냐에 따라서 인체는 치명적인 피해를 입게 된다는 사실을 알고 주의해야 할 것이다.

일상에서도 가벼운 부주의로 문제가 생길 수 있다. 특히 주방의 경우 공기 순환에 세심한 배려를 해야 한다. 주방에서 사용하는 가스레인지에서 불완전 연소된 폐가스가 사람의 호흡기는 물론 조리 중인 음식에도 들어갈 수 있기 때문이다.

2) 암 발생의 원인은 산소 부족

암은 유전자가 변하여 발생된다는 학설에 근거하여 수많은 연구가 진행되고 있다. 그럼에도 암환자는 계속 늘어나고 있다.

김성동의 저서 《암은 앎이다》를 보면 암과 산소의 관계에 대한 오토 바르부르크(Otto Heinrich Warburg) 박사의 혁신적인 주장과 만날 수 있다.

오토 박사는 1925년 암은 '세포에 공급되는 산소가 너무 적어서 (too little oxygen to the cell)' 발생한다고 주장했다. 이와 관련 그는 암은 '세포로의 산소 공급 능력이 65% 이하인 상태'에 세포가 장시간 머무른 결과로 생긴 세포의 호흡손상이라고 부연 설명을 달았다.

그 후 그의 이론을 부정하기 위해 여러 실험이 진행됐지만 단 한 번도 성공한 적이 없다. 그리고 오토 박사는 1931년 세포 호흡과정에서 산소 전달 효소를 발견한 공로로 노벨 의학상을 수상했다.

《암은 앎이다》에는 이런 주장도 있다.

"암이 발생하게 되는 주된 이유는 정상 세포의 산소 호흡에 의한 에너지 생산체제가 산소에 의존하지 않는 포도당 발효(산소를 사용하지 않고 에너지를 얻는 당 분해과정)에 의한 에너지 생산체제로 대체되는 것이다. 암 발생 중에는 산소 호흡량이 줄어들고 대신 발효 현상이 나타나면서 정상 세포가 발효대사로 유지되는 무산소 세포로 전환되는데, 이러한 세포는 정상 생리작용을 위한 기능을 상실한 채 쓸데없는 '성장 특성'만 남은 세포가 된다. 이렇게 산소 호흡이 줄면 세포는 증식만 하는 기계로 전락하여 신체를 파괴한다. 이것이 암이다"라는 것이다.

세포의 산소 공급 부족은 암을 유발하는 가장 큰 원인이고, 이를 방지하기 위해선 유산소 운동으로 세포에 산소를 공급해야 한다. 그리고 또 세포막에서 산소를 세포 안쪽으로 끌어당겨서 세포에 산소가 풍부하게 존재할 수 있도록 하는 일명 '산소 자석'이라고 불리는 모체필수지방산(parent essential fatty acid, PEFA)의 섭취가 필요하다. 한의학에서 폐질환에 행인杏仁(살구씨)과 같은 식물성 기름이 많은 약물을 사용한 이유도 여기에 있다.

요즈음에는 건강을 위해 운동에 관심이 높아져 많은 사람들이 유산소 운동을 하고 있다. 왜 이러한 운동이 필요한지 정확한 이유를 안다면 좀 더 효율적으로 운동을 할 수 있을 것이다.

호흡량도 중요하지만 들이쉬는 숨과 내쉬는 숨이 균형을 이루어 필요한 산소의 공급과 가스의 배출이 잘 되게 하는 것 역시 중요하다. 맑은 공기를 많이 마시려면 우선 체내에 있는 가스를 완전히 내보내야 한다. 따라서 숨을 들이쉬는 것보다 오히려 내쉬는 것을 잘 해야 한다.

어떤 학자는 대부분의 사람들이 흉식호흡을 하기 때문에 해부학적으로 폐의 아래 부위에는 들이마신 공기가 들어가지 못하고 묵혀져 있던 공기가 그대로 존재하는 문제가 생기고 있다고 주장한다.

호리 야스노리(堀泰典)는 그의 저서《모든 병은 몸속 정전기가 원인이다》의 〈길게 호흡해야 오래 산다〉에서 "포유류는 호흡을 한 번 하는 동안에 심장은 네 번 뛴다. 포유류의 제각기 다른 수명을 심장의 고동시간(몇 초에 한 번 두근거리고 뛰는가)으로 나눠보았더니 포유류는 어떤 동물이건 평생 동안 심장이 20억 번 뛴다는 것이다. 그의 가설에 의하면 쥐는 3년, 코끼리는 80년 정도 산다. 하지만 심장의 고동을 같은 속도로 만들면 쥐와 코끼리 수명이 똑같아진다. 수명은 심장이 고동치는 속도에 비례한다는 뜻이다. 그리고 심장의 고동은 호흡의 속도와 밀접한 관계가 있으니, 1분 동안 호흡 횟수를 줄이면 장수할 수 있다는 말이 된다. 그야말로 긴 호흡은 긴 수명으로 이어진다"고 하여 긴 호흡의 중요성을 강조하고 있다.

그리고 "사람이 태어날 때 응애 하고 울면서 먼저 내쉬는 숨을 쉬고 죽을 때는 숨을 거둔다고 말하듯이 마지막으로 숨을 들이쉬며 이승과 작별한다"면서 호흡呼吸이란 한자어에도 내쉬는 숨이 먼저라는 뜻이 담겨 있다고 주장한다.

또한 "긴 호흡을 하려면 먼저 내쉬는 숨에 신경을 쓰면서 천천히 내뱉는데, 그런 식으로 숨을 다 내뱉으면 이번에는 알아서 산소가 들어오기 때문에 느긋한 리듬으로 들이마실 수 있게 된다"고 호흡방법에 대해서 이야기하고 있다. 이는 전통적인 기공수련에서 행하는 호흡방법이다. 그리고 "입 호흡은 이제 그만! 코로 숨 쉬자"며 "입으로 호흡하면 목에 있는 매우 중요한 면역기관인 인두편도(편도선, 아데노이드)에 상처가 나서 면역 시스템에 오작동이 일어난다. 반면 입 호흡을 멈추면 면역질환이 크게 호전된다"고 하였다.

실제로 일상생활을 하면서 몸 상태가 안 좋을 때 콧구멍이 마르고 호흡이 코로 잘 되지 않는 것을 경험할 때가 있다. 그리고 이로 인해 병이 더 악화되기도 한다. 입 호흡이 필요치 않도록 평소 코를 건조하지 않게 유지하는 것도 건강을 위해 필요하다.

3) 호흡법의 가치

어떻게 호흡을 하느냐는 건강에 큰 영향을 미친다. 아보 도오루(安保徹)는 《만병의 원인은 스트레스다》에서 "호흡은 자율신경을 의식적으로 자극하는 스위치"라고 주장한다. "폐는 자신의 의지대로 움직이게 할 수 없는 자율신경과 자신의 의지대로 움직이게 할 수 있는 운동신경, 양쪽에서 지배를 받는 유일한 장기인데, 우리들은 호흡이라는 의식적인 행위로 의지의 지배를

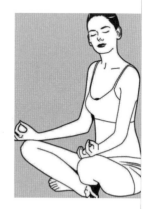

받지 않는 자율신경을 자극할 수 있다"고 했다.

숨을 많이 들이쉬는 호흡법으로 복식호흡이 많이 권해지지만 말처럼 실행하는 것이 쉽지 않다. 반복학습과 의식적인 실천이 필요하다. 이처럼 복식호흡이 어렵기 때문에 그 '대안'으로 고안된 것이 흠파호흡법이다. 숨을 쉴 때 나는 소리인 '흐~흐~흠 파!'에서 이름이 유래한 이 호흡법은 따라하기 쉬우면서도 복식호흡의 효과를 거둘수 있게 해준다.

2. 흠파호흡법

1) 흠파호흡법이란?

숨을 쉴 때 가능한 한 산소는 많이 들이마시고 체내에 존재하는 가스는 뱉어내는 호흡법을 흠파호흡법이라고 한다. 이 호흡법은 수영선수가 역영을 할 때 하는 호흡방법과 비슷한데, 묵은 것을 토吐해내고 새것을 들이마신다는 토고납신吐故納新의 이치를 호흡에 적용한 것이다. 이 호흡법은 저자가 옥당獄堂 이호준 선생님으로부터 기공수련을 지도받으면서 배웠다.

> ① 차렷 자세로 반듯이 선 다음 눈을 정면으로 향한 상태에서 양다리를 어깨너비로 벌린다.

② 허리를 구부려 마치 몸통이 접혀진 것 같은 자세를 취하면서 팔을 내려뜨려 손바닥이 발목에 위치하게 한다.

③ 양손의 손끝을 서로 마주보게 하면서 손바닥이 하늘을 향하도록 구부린다.

④ 천천히 허리를 일으켜 세우는 동작을 하는 동시에 손바닥을 천천히 들어 올리면서 코로 숨을 들이쉰다. 산소가 꽉 채워진다는 느낌으로 천천히 쇄골 부위까지 손바닥을 들어 올린다.

⑤ 허리를 펴 올릴 때 발뒤꿈치를 천천히 들어 올리면서 고개를 등 쪽으로 들어 올리는 동작을 함께 하여 흉곽이 최대 용적으로 벌어지게 체형을 만들고 쇄골 부위까지 공기를 가득 채운 상태에서 손바닥이 아래로 향하도록 뒤집는다.
이 동작은 수영장에서의 입수 동작을 연상하면 쉽게 이해된다. 얕은 곳에서 깊은 곳으로 걸어 들어갈 때 물이 입까지 다다르면 물을 먹지 않기 위해 발뒤꿈치를 들어 올리기 마련이다. 계속 더 깊은 곳으로 들어가면 고개도 뒤로 젖히게 된다.
이렇게 물에 들어갈 때처럼 발뒤꿈치를 들어 올리고, 목을 뒤로 젖히고, 가슴을 등 쪽에서 밀어 올려 흉곽이 벌어지게 한 자세를 취해야 산소를 최대한 많이 받아들일 수 있다.

⑥ 쇄골 부위에서 손바닥을 뒤집어 아래로 향하게 한 상태에서 호흡을 멈추고 천천히 손바닥을 밀어 단전까지 내리는 동시에 무릎을 기마자세로 구부리면서 아랫배에 공기를 모은다.

⑦ 호흡을 멈춘 상태로 기마자세에서 아래로 향한 손바닥을 내리면서, 미

는 자세를 취하였던 손을 가볍게 쥐고 배꼽 밑 단전을 북채로 북을 치듯이 타복打腹하여 진동이 일어나게 한다.

⑧ 타복을 하면서 들이쉬고 멈춘 숨이 더 이상 참지 못해 토해낼 정도로 급해질 때 양팔을 펴고 크게 원을 그리면서 머리 위로 뻗어 올려 만세 부르는 자세가 되도록 한다.

⑨ 머리 위로 뻗어 올린 손을 발목을 향해 무너지듯이 한순간에 내려뜨리는 동시에 몸통을 반절로 접듯이 허리를 구부리면서 입으로 짧게 "파!" 하는 소리를 내면서 몸에 남아 있던 공기를 한순간에 토해낸다. 이때 길게 "파〜〜아〜〜"를 하면 폐의 밑쪽에 있던 공기가 배출되지 않게 되므로 아랫배에서부터 나오는 소리로 짧게 "파!" 해야만 한다.

⑩ 또 허리가 접혀지듯 압력이 가해져야 복부가 눌려 폐에 고여 있던 가스가 체외로 다 배출된다. 허리가 접혀지고 팔이 발목으로 내려뜨려지면 ② 번의 자세가 된다.

2) 간략 흡파호흡법의 가치

흡파호흡은 전신에 땀이 날 때까지 충분히 반복해야 한다. 또 신선한 공기가 유입되는 곳이나 개활지에서 하는 것이 좋다. 그러나 호흡의 전 동작을 실행하기가 불편한 장소라면 다음과 같이 몇몇 동작을 생략해서 실행해도 어느 정도 효과를 거둘 수 있다.

간략 흠파호흡법

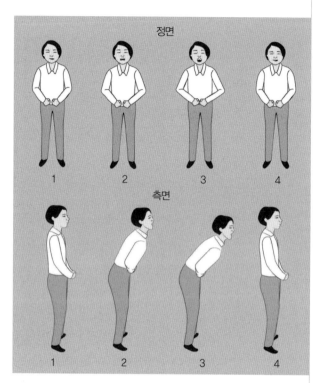

1단계 : 양발을 어깨너비 만큼 벌리고 차렷한 자세에서 숨을 천천히 코로 아랫배까지 깊게 들이마신다(흠~~~). 이때 양쪽 손가락 끝을 단전에 가볍게 올려놓는다.

2단계 : 아주 천천히 흡입한 공기로 하복부가 팽팽하게 팽창되어 더 이상 공기를 들이마시지 못할 단계가 되면, 들이마시던 흡기를 마친다.

3단계 : 허리를 앞으로 접듯이 굽히면서 동시에 단전에 올려놓은 손가락을 압박하면서 하복부에 있던 흡입한 공기를 순간적으로 몸 밖으로 토해내듯이 입으로 뱉어낸다. 이때 목에서 나는 소리가 아니라 하복부에서 나는 소리로 최대한 짧게 "파!~" 하면서 뱉어내는 공기가 잘 토출될 수 있도록 한다.

4 단계 : 굽혀졌던 허리를 펴면서 천천히 공기를 들이마시며 처음 자세로 복귀한다.

3) 흠파호흡을 해야 하는 경우

환기가 잘 안 되는 밀폐된 공간에 오래 있으면 하품이 자꾸 나오며 쉬 피로해진다. 산소가 부족하기 때문이다. 그 같은 환경에서 근무하는 이들에게 필요한 것이 바로 흠파호흡법이다.

잦은 기침을 개선하는 데도 흠파호흡법이 좋다. 특히 아침에 목이 잠기면서 가래로 인해 기침이 나거나 유전적으로 폐와 기관지가 좋지 않아 기침이 잦은 이들은 꼭 흠파호흡법을 시도해볼 만하다.

병석에 누워 있어 유산소 운동이 부족한 환자나 계단을 오르거나 운동량이 증가하면 숨이 차는 허약 체질의 소유자, 수시로 심장이 있는 좌측 흉부가 뻐근하고 답답한 사람에게도 흠파호흡법이 유용하다.

운동량이 부족한 수험생들도 흠파호흡법을 실행하면 뇌에 산소 공급이 원활해져 뇌 기능이 활성화되는 것을 느낄 수 있다.

4) 흡파호흡을 한 후 나타나는 현상

체력에 따라 조금씩 차이가 있긴 하지만 흡파호흡을 한 후 여러 가지 현상이 나타날 수 있다. 그러나 잠시 호흡을 멈추고 휴식을 취하면 정상으로 회복되므로 걱정할 필요가 없다.

① 평소 호흡운동이 부족한 사람들은 흡파호흡을 3~4회만 실행해도 어지럽다는 말들을 많이 한다. 그러나 잠시 쉬면 곧 해소되기 때문에 크게 걱정할 필요가 없다.

② 추운 날에도 흡파호흡을 12회 정도 하면 옷이 젖을 정도로 땀이 난다. 이는 산소 공급의 증가로 몸의 에너지 대사가 왕성해지고 체온이 높아져 나타나는 자연스러운 현상이다.

③ 잔기침으로 고생하던 사람이라면 흡파호흡을 한 다음에 평소에 없던 가래가 덩어리져 나오는 것을 보고 놀랄 수 있다. 그러나 이 또한 몸의 체질이 정상으로 돌아오며 나타나는 일시적 현상이다.

④ 평소보다 소변과 대변의 양이 많아진다.

⑤ 머리가 맑아지면서 피로가 사라지고 몸이 가벼워진다.

⑥ 심장에 산소 공급이 원활하게 이루어져 좌측 심흉부의 답답한 증상이 사라진다.

3. 폐·기관지 질병

1) 폐·기관지 질병의 원인

호흡을 담당하는 코, 인후, 기관지와 폐를 호흡기계呼吸器系라고 한다. 호흡기계의 기능은 신선한 외부의 공기를 들이마시고 체내에 축적된 가스를 배출하는 것이다.

호흡기계 역시 신체 다른 부위의 장기들과 밀접한 관계를 맺고 있다. 특히 폐와 심장은 마치 하나의 장기처럼 움직인다. 폐로부터 심장에 공급된 산소는 혈액을 통해 몸 구석구석으로 보내지고, 또 심장은 폐에 혈액을 보내 폐가 본래의 기능을 충실히 수행하도록 해준다. 따라서 폐가 좋으면 심장도 좋고 심장이 좋으면 폐도 좋다.

또한 대장 역시 호흡기계에 큰 영향을 미친다. 장에서 생긴 가스는 혈관을 통해 폐로 전달되어 몸 밖으로 배설된다.

청정지역 산골마을에 살고 담배도 피우지 않으면서도 공기가 오염된 지역에서 발생하는 폐질환에 걸리는 사람들이 종종 있다. 그런 환자들을 진료해보면 심심찮게 대장의 기능에 문제가 있는 것을 발견할 수 있다. 대장의 배변기능에 이상이 있을 경우에 유독한 가스도 많이 생성되는데, 결국 그 가스가 모두 폐로 가기 때문에 병에 걸리는 것이다.

구들장 문화도 한몫한 것으로 보인다. 아궁이에서 불을 때며 만들어진 연기가 구들장 틈으로 새어나오고 장기간 그 연기를 마시다 보니 당연히 폐에 문제가 생긴다.

**스님들의
운명적인 질병:
폐질환**

깊은 산속 절에서 참선 수행하는 스님들도 폐병으로 고생하다 입적하시는 경우가 종종 생긴다.

이는 육식을 금하는 계율 때문에 영양분을 제대로 섭취하지 못해서 비롯된 일이다. 고운 단백질을 섭취하지 못하여 폐에 정미精微로운 영양을 공급할 수 없고, 이로 인해 호흡한 산소를 전신에 운반하는 헤모글로빈도 제대로 만들어내지 못해 비롯되는 현상이다.

이렇듯 대장 기능의 저하, 휘발성 물질로 인한 폐 손상, 육식을 금하는 데 따른 고운 단백질의 부족 등으로도 폐병에 걸릴 수 있다.

**한의학에서 사용한
동물성 단백질: 아교**

《동의보감》 내경편內景編 폐장肺臟의 폐병치법肺病治法에 "폐가 허약할 때는 마땅히 보폐산이란 처방을 써야 된다(肺虛宜補肺散, 폐허의보폐산)"고 나와 있다.

보폐산의 주약은 아교阿膠다. 아교는 나귀가죽이나 소가죽을 고아서 만든다. 그 효능에 대해 "폐가 허약해 기침이 나고 피고름을 뱉는 증상이 보이면 아교를 가루로 만들어 미음에 타서 먹었다. 난산으로 몹시 지친 데에는 아교 80g을 한 되 반 분량의 좋은 술에 넣고 약한 불에 녹인 다음 달걀 1개, 소금 4g과 함께 고루 섞어 따뜻하게 해서 먹으면 곧 해산한다. 또한 정신을 좋게 하는 효과가 있어서 어린이가 경풍驚風을 앓은 뒤에 눈동자가 바르지 못할 때 갖풀(아교) 4g에 인삼 2g을 넣어 달여 먹인다"고 설명돼 있다.

아교는 가죽 안쪽의 고운 영양 층을 오랫동안 끓여서 만들었기에 소화가 용이한 최고의 단백질 공급원이었다.

《암은 앎이다》에 보면 "세포에 최대한 산소를 전달하려면 매일 동물성 지방을 먹어야 한다"며 "가능한 (성장촉진) 호르몬이나 항생제와 무관하고 가공되지 않은 육류를 섭취해야 한다"고 하였다.

1931년 노벨 의학상을 수상한 오토 바르부르크 박사는 "최대의 암 예방 효과를 보기 위해 적혈구에 산소가 고도로 포화된 헤모글로빈이 필요하다는 사실을 입증했다"고 주장했다.

헤모글로빈은 혈액에서 산소를 운반하는 운송수단일 뿐 아니라 혈중 산소량을 조절하고 신체 각 조직의 산소압을 이상적인 상태로 유지해준다. 따라서 체내에는 항상 충분한 양의 헤모글로빈이 있어야 한다. 그런데 이 헤모글로빈의 생성에 필요한 성분이 단백질과 철분이다.

그러나 이 같은 성분의 섭취는 반드시 동물성 단백질을 통해 이뤄져야 한다. 밀과 같은 식물에 함유된 철분 등 미네랄은 섬유질과 영구적으로 결합되어 있기 때문에 인체가 잘 이용할 수 없다.

맑은 공기가 있는 산속에서 수련하시는 스님들은 계란, 가금류, 육류, 치즈, 요구르트 및 생선과 같은 동물성 단백질을 섭취하지 않는다. 때문에 헤모글로빈의 생성에 어려움을 겪고, 결국 폐 점막에 고운 영양이 부족한 상태가 초래돼 폐질환으로 고생을 하는 경우가 생기게 되는 것이다.

항생제를 먹이지 않은 가축의 단백질을 섭취하기란 최근의 축산 현실을 감안할 때 현실적으로 쉽지 않다. 그러나 자연 상태에서 사료를 먹이지 않고 키운 닭에서 얻은 유정란은 확실히 품질이 뛰어나다. 특히 체력이 극도로 쇠약해진 환자들의 영양식으로 좋다.

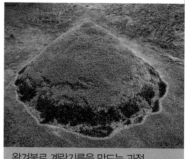

왕겨불로 계란기름을 만드는 과정

옛날에는 계란을 항아리에 넣어 왕겨불로 7~10일씩 가열하여 기름을 내서 복용하였다. 이것을 '계란기름'이라고 한다. 음식을 전혀 먹지 못하여 말라 죽어가는 환자의 입술에 계란기름을 며칠만 묻혀 줘도 기적처럼 기력을 회복한다. 저자는 실제로 계란기름으로 많은 임상적 효과를 얻은 바 있다.

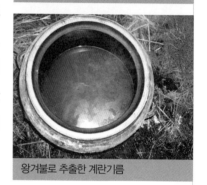

왕겨불로 추출한 계란기름

공해 속에서 폐를 구해내라

1998년경 스티븐 스필버그 감독의 '라이언 일병 구하기(Saving Private Ryan)'라는 영화가 상영된 적이 있다. 이 영화는 미국 정부가 2차 세계대전에 참전한 라이언 일가 사형제 중 유일한 생존자인 막내 라이언 일병을 우여곡절 끝에 적진 속에서 구해내는 내용을 담고 있다. 우리의 폐가 처한 상황이 바로 적진 속의 라이언 일병이다.

이따금 화재 현장에서 질식하여 사망한 사람에 관한 기사가 신문 사회면에 실린다. 방염 처리된 건축자재를 사용해 연기로 인한 질식사가 줄고 있지만, 비닐과 같은 휘발성 물질이 타면서 내뿜는 연기 속에는 여전히 인체에 유독한 화학물질이 들어 있다. 이 연기를 마시는 순간 폐 기관지 점막이 비닐처럼 코팅되어 투과성을 잃기 때문에 숨을 쉬지 못하는 지경에 이르는 것이다.

현대인의 폐는 그처럼 급작스럽고 강력한 화재 연기에 노출되지 않더라도 각종 공해로 인해 계속 훼손되고 있다. 마치 당장에는 큰 문제가 없지만 장기적으로 폐 점막에 축적되면 문제를 야기하는 그 을음을 매일 마시고 사는 것과 같다.

그래서 더욱 흡파호흡의 필요성이 절감된다. 흡파호흡의 효과를 더욱 배가해주는 음식을 소개한다.

2) 폐·기관지 기능 개선에 좋은 음식

명태

티와 먼지, 오염물질이 많은 곳에서 생활한다면 1주일에 1회 이상 폐 기관지 점막을 청소해줄 필요가 있다.

폐 점막을 청소해주는 음식 중에 가장

좋은 것이 황태국이다. 진하게 끓여낸 황태국은 세포막의 기능을 정상으로 되돌려준다. 명태는 한류寒流성 어종으로 따뜻한 성질을 갖고 있다. 또 명태기름은 맑으면서도 에너지 효율이 높다. 따라서 세포막이나 체내 각종 장기의 점막을 비교적 자유롭게 통과하며 독성 물질을 해독해준다.

황태의 해독기능은 직접 눈으로도 확인할 수 있다. 황태국을 먹게 되면 흔히 피부에서 땀이 맺히는 경험을 한다. 체내에 흡수된 물질들은 소변, 대변, 호흡, 땀과 함께 몸 밖으로 배출된다. 땀을 잘 나게 하는 음식은 일반적으로 해독하는 효능도 지닌다. 황태국에 우리 몸의 기를 잘 소통시켜 주는 무를 추가로 넣으면 효과가 더 커진다.

게다가 찬 바닷물에서 사는 명태는 바다표범이나 물개처럼 두꺼운 지방으로 몸을 감싸는 대신 맑고 열량이 많은 기름으로 자신을 보호한다. 바다표범이나 물개의 지방층을 벙커C유에 비유한다면 명태의 지방층은 비행기에 사용하는 항공유다. 벙커C유는 흘러서 움직이는 성질이 떨어지고 발화하여 연소를 시작하는 착화점이 대단히 높다. 반면에 비행기에 사용하는 항공유는 춥고 산소도 희박한 높은 고도에서 쓸 수 있을 정도로 연소성이 좋다.

또 명태는 높은 열량을 지녀 폐에 에너지를 충분히 공급하여 폐 기능을 활성화한다. 그래서 공기가 오염된 곳에서 생활하는 사람들은 명태나 북어를 많이 먹는 것이 좋다. 숙취로 힘들 때 황태 해장국을 먹곤 하는데, 대부분의 애주가들이 그러한 효능을 아주 잘 알고 있기 때문이다.

오과다

1799년 간행된 8권의 종합의서인《제중신편濟衆新編》에 오과다五果茶가 다음과 같이 소개되어 있다.

"노인老人에서 기운이 허약한 것과 감기로 생긴 기침을 치료하는데, 생강 한 덩어리를 잘게 썰어서 넣고 호도 10개, 은행 15개, 대추 7개, 생밤(겉껍질 포함) 7개를 물로 달여서 복용한다." 여기에 꿀이나 설탕을 넣으면 더 좋다. 감기 기운이 없이 단지 기침만 할 때는 생밤을 넣지 않고 마른 밤을 넣는다.

낙엽이 질 때쯤이면 건조한 바람이 불며, 어김없이 산불을 막기 위해 입산금지 조치가 내려지고 산불 감시초소가 운영된다. 사람도 건조한 기운에 영향을 받아서 호흡기의 점막에 진액이 부족해지면서 기침을 하게 된다. 특히 나이가 많거나 병약한 경우에 폐가 쉬이 건조해지고 마른기침을 하게 된다.

오과다는 평소에 기관지나 폐 기능이 약한 사람들에게 좋은 한약차다. 요즈음 시중에 나와 있는 어떤 기능성 건강식품보다도 그 효과를 기대할 만하여 감히 추천한다.

3) 기관지 폐질환 임상사례

〈사례 1〉

얼굴에 주름이 많고 체형이 작고 성격이 매우 내성적인 50대 남자

분이 평소에 기침을 자주하여 진해 거담약을 먹으며 재내곤 했는데 3개월 전에 한번 감기를 앓고 난 다음에는 아무리 약을 먹어도 낫지 않고 갈수록 기침이 심해진다며 찾아온 적이 있다. 상담을 하며 직업을 여쭤보니 지하상가에서 오래도록 옷감들을 판매하고 있다고 했다. 지하상가여서 환기가 잘 될 리 없고 직물에서 발생하는 먼지도 많이 마실 수밖에 없는 환경이었다.

숨 쉬는 동안 공기 중에 들어온 먼지를 몸 밖으로 배출하기 위해 기침을 하게 된다. 충분한 수분을 섭취하라고 지도하고 북어를 자주 드시도록 권했다. 이와 함께 한의서의 기존 처방에 배추뿌리를 추가로 더 넣어주었다.

그러고 얼마 뒤 차도가 있어 기침이 멈췄다는 연락을 받았다.

배추뿌리는 매운맛을 내면서도 단맛이 있어 가래를 잘 제거해주고 기운을 잘 소통시켜 주는 성질을 가지고 있다. 배추뿌리는 백채근白菜根이라고 하는데, 흔하지 않아 강화도에서 나는 순무를 대용으로 쓴다.

〈사례 2〉

오래 전부터 가족들이 불편할 때마다 한의원에 내원하여 도움을 받아오던 분이 아이와 함께 찾아온 적이 있다. 아이가 기침을 하는데, 여러 군데 병원을 다녔지만 낫지를 않는다고 했다. 한의원에서 내린 처방도 효과가 없었다고 하소연했다.

환자의 상태를 살펴보았지만 열도 없고 소화도 잘되며 특이한 사항이 없었다. 처방을 다시 살펴보았지만 폐기를 조절하고 가래를 삭여내어 기침을 멎게 하는 약물 등이 잘 구성되어 있었다. 그러나 식생활이나 주거환경에 관하여 이야기를 나누던 중 문제의 실마리를 찾을 수 있었다.

아이가 버스 정류장 바로 옆 건물의 지하방에 산다는 것이었다. 버스가 내뿜는 폐가스가 집으로 스며들어 기관지에 문제가 생겼을 것이라고 추론했다. 이 점을 고려해 약물을 더 첨가하여 처방해서 기침을 치료했다. 그 후로는 원인이 분명하지 않게 만성적으로 기침을 하는 환자가 오면 생활환경에 대해 자세히 파악해보는 습관이 생겼다.

4. 제 3의 장기臟器, 장腸을 건강하게 하자

앞에서도 설명했지만 변비 등 장의 기능 저하로 장에 유독가스가 발생하게 되면 폐질환을 유발하기도 한다.

그러므로 폐 기능을 좋게 하려면 매일 배변이 원활해야 한다. 만약 변 보기가 힘들어지거나 변비가 생기면 그 원인이 물을 많이 마시지 않아서인지, 대장 점막에 진액이 부족해서인지, 장의 운동이 적어서인지 등을 구별하여 적극적으로 치료해야 한다.

한의학에서는 폐가 기운을 아래로 내려가게 하는 장기라고 본다. 이를 폐주숙강肺主肅降한다고 표현한다. 폐의 숙강작용은 몸 위에 있는 진액을 방광으로 내려 보내 소변으로 배설하게 하고, 변이 상행결장, 횡행결장, 직장 등을 거쳐 순조롭게 하강하도록 해 역시 배설을 돕는다.

그렇기 때문에 폐가 좋지 않으면 장도 안 좋아지지만 대장 기능이 좋지 않아도 폐가 나쁜 영향을 받아 역시 문제를 일으킨다. 이를 한의학에서 폐·대장이 표리表裏관계를 이루고 있다고 말한다.

사람의 장 안에는 몸에 좋은 작용을 하는 유익균(락토바실러스 등)과 나쁜 작용을 하는 유해균(대장균, 클로스트리듐 등), 기능이 복합적인 무해균(박테로이즈, 유박테리움 등)이 한데 어우러져 존재하는데, 이들 모든 세균을 장내세균총腸內細菌叢이라고 한다. 음식물 중의 당류를 분해해서 유산이나 알코올 등을 만드는 유익균보다 단백질이나 아미노산을 분해해서 황화수소나 암모니아 등 유해한 물질을 생성하는 유해균이 늘어나게 되면 건강에 나쁜 영향을 미친다.

유해균에 의해 생긴 암모니아가스, 황화가스 등 유해물질이 혈관을 타고 온몸의 다른 장기에 침투하게 되어 면역기능이 깨트려져 각종 염증질환을 일으키게 되고 간을 손상시키고 세포의 노화를 촉진한다.

장내 유익한 균을 늘리는 것은 건강을 유지하거나 회복하는 데 중요하다. 따라서 된장, 청국장 등과 같은 발효 식품과 무말랭이, 무시래기처럼 식이섬유가 풍부한 음식을 많이 섭취하여 장에 유익한 세균의 숫자를 늘려가야 한다.

5. 불완전 연소된 가스를 제거하자

요즈음 아파트는 주방과 거실이 분리되어 있지 않고 대부분 한 공간에 있다. 따라서 조리할 때 완전 연소되지 않아 발생한 폐가스가 주방에서 거실로 자연스럽게 이동한다.

공기보다 무거운 폐가스는 거실 바닥에 깔리므로 누워 있거나 기어 다니는 유아나 아장아장 걸어 다니는 어린아이가 호흡하면서 그 폐가스를 마시기 마련이다. 아토피와 같은 아이들의 피부질환이나 호흡기 질환이 예전보다 늘고 있는 것도 아파트의 그 같은 구조와 무관하지 않다.

그러므로 음식을 조리할 때 소리가 시끄럽다고 해도 위에 부착되어 있는 후드를 반드시 켜고 조리 후에는 반드시 환기를 시켜야 한다. 유해가스 누출을 막기 위해선 전기로 작동하는 핫플레이트를 쓰는 것도 한 방법이다.

폐 점막에 수분을 풍족하게 공급하자

기침도 계절을 탄다. 특히 가을이 시작되는 초가을 무렵에 사람들은 기침을 많이 한다.

이는 여름철에 습기가 있어 눅눅했던 공기가 건조하게 변해가며 생기는 현상이다. 건조한 공기가 기관지를 통해 폐 속을 들락날락하면서 폐 점막에 있는 수분을 말려버린다. 수분이 부족하게 되면 폐 점막에 있는 먼지 같은 이물질 등을 흡착하여 배출하기 어려워지기 때문에 잦은 기침이 나온다. 특히 평소에 폐 점막에 분비물질이 부족한 사람은 날이 건조해지면 심하게 기침을 한다.

이런 때 한의학에서는 식물성 기름기가 많은 한약재를 처방한다. 식물에서 기름이 많은 부위는 자신의 종족을 번식시키기 위해 많은 영양을 축적해놓은 씨앗이다. 소엽의 씨앗인 소자蘇子, 무의 씨앗인 나복자蘿蔔子, 냉이 씨앗인 정력자葶藶子, 살구씨인 행인杏仁, 잣나무 열매인 잣(海松子, 해송자), 호두나무 열매인 호도胡桃는 식물성 기름이 풍부하여 폐 점막을 촉촉한 상태로 유지시켜 준다. 이들 식물성 기름은 아울러 변비 개선에도 도움을 준다.

식물의 씨앗에서 추출한 기름에는 진액이 풍부하여 피부나 폐 점막을 촉촉하게 만들어준다. 이처럼 수분을 지속적으로 공급함으로써 건조하지 않게 하여 기침을 멎게 하고 대변을 잘 보게 하는 작용을 한의학에서는 윤폐통변潤肺通便하는 효능이 있다고 한다.

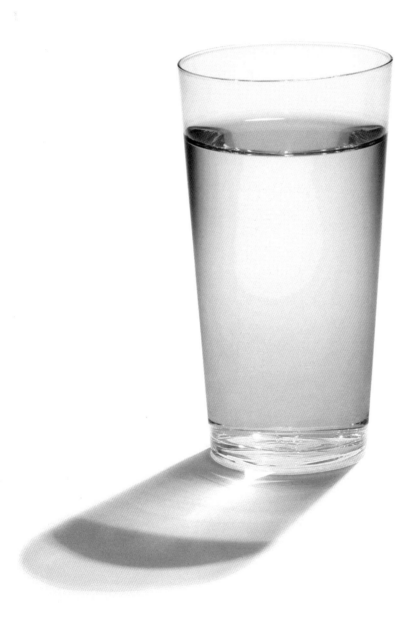

물과 건강 4

물은 생명이다

물은 인체에서 가장 풍부한 물질이다. 무려 70%가 물이다. 심지어 뇌는 85%가 물로 되어 있다. 생명체의 생성은 물에서 비롯되었고 노화의 진행도 물의 결핍으로부터 시작된다.

물은 자연계에서 특별한 지위를 갖는다. 구소련의 생리학자 B.F. 세르게이 에프는 자신의 저서 《생리학 에세이》에서 "물이 없었다면 생물 자체가 생겨날 수 없었다. 살아 있는 모든 지구 위의 생명체는 원시 대양 속에 녹아 있던 물질들로 만들어졌으며, 그때부터 동식물의 세포막에서 진행된 모든 화학반응 역시 용해된 물질 사이에서 일어났고 지금도 일어나고 있다"고 했다.

생리학적 관점에서 볼 때 물의 가치에 대해서는 《Hole 인체해부생리학》에 나와 있다. 이 책에서는 물에 대해 "다양한 대사과정에 물이 필요하며, 대사가 일

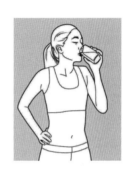

어나는 장소를 제공한다. 또한 물은 개체 내에서 물질 이동에 사용되며 체온 조절에 중요하다"고 했다.

　정신적인 스트레스와 수면 부족에 시달리는 현대인은 치열한 경쟁 속에서 건강을 잃지 않으려고 건강보조식품을 복용하거나 운동을 열심히 한다. 좋은 현상이다. 하지만 어떤 일이든 기본적인 요인을 가볍게 여기면 문제가 생긴다. 그리고 사람에게는 그 기본적인 요인이 바로 물이다.

　물은 생명체가 살아가는 데 가장 중요하고 절대적으로 필요한 것이다. 사람이 건강을 회복하거나 유지하기 위해서 해야 할 일이 바로 물을 많이 마시는 것이다. 우리가 일상생활을 하면서 생명력의 유지에 절대적으로 필요한 물의 가치를 제대로 인식하지 못한다면 그 어떤 건강증진 프로그램으로도 좋은 결과를 얻기 어렵다.

1. 물은 왜 중요한가

생명활동을 하기 위해 인체는 음식을 섭취하고 여기서 얻은 영양물질을 소화하고 흡수하여 사용한 후 노폐물을 배설한다. 물은 영양분의 흡수와 배설에 관여하여 정상적인 신진대사가 이루어지게 한다.

사람이 먹은 음식은 물에 녹은 후 물과 함께 인체에 흡수되며, 사용하고 남은 찌꺼기 또한 물에 녹아야 비로소 체외로 배출될 수 있다. 물이 부족하면 영양의 흡수도 노폐물의 배설도 잘 이루어지지 않아 생리기능에 차질이 빚어진다. 그리고 이런 현상이 지속되면 각종 질병에 노출될 확률도 높아진다.

물은 체온을 조절하는데, 이는 물의 불가사의한 성질에서 비롯된다. B.F. 세르게이 에프는 "동물이나 사람은 수분을 증발시킴으로써, 즉 대량의 열을 방출시켜 주변 기온보다 훨씬 낮은 온도로 자신의 체온을 유지할 수 있게 된다"고 했다.

'감기는 만병의 근원이다'라는 말이 있다. 따라서 감기 예방을 위해 흔히 손발을 깨끗이 씻고 잠을 충분히 자서 피로가 몸에 쌓이지 않도록 해야 한다고 조언을 많이 한다.

그런데 여기에 수분 섭취에 대한 내용이 빠져서는 안 된다. 이미 감기에 걸렸다고 할지라도 물을 충분히 마신 후 따뜻한 장소에서 피부가 촉촉할 정도로 땀을 내면 곧 몸이 좋아지는 것을 실감할 수 있다. 특히 열이 있을 때 물을 많이 마셔줘야 한다.

몸에서 땀을 낸 후 젖은 의복은 바로 갈아입어야 하고, 몸을 따뜻하게 해준 상태에서 이온음료나 오렌지 주스 같은 기능성 음료를 마시면 체력 회복 효과도 덤으로 거둘 수 있다.

2. 물은 언제 마셔야 하나

사람은 일반적으로 갈증을 느낄 때 물을 마신다. 그런데 B.F. 세르게이 에프는 "젊은 때와 달리 늙어서는 몸 안에 수분이 부족해도 갈증을 잘 느끼지 못한다. 그 결과 부족한 수분을 제때에 보충하지 못하게 된다. 이에 따라 몸의 건조화가 촉진되고 노화 속도도 빨라진다"고 한다.

현대인은 바쁜 생활로 인해 갈증이 날 때 바로 물을 마시지 못한다. 그리고 그런 일이 자꾸 반복되다 보니 갈증을 알리는 몸의 알람 경고가 제때 작동하지 못하게 된다. 그러므로 시간을 정해놓고 일정량의 물을 꾸준히 마셔 알람이 다시 작동될 수 있도록 훈련하는 것이 필요하다.

매일 아침식사 전 빈속에 물을 한두 잔 정도 마시면 흡수가 잘 된다. 혈관을 확장시키고 탄력성도 높여줘 고혈압 환자들에게 특히 좋다. 또 내장을 깨끗이 씻어줘 심장, 뇌, 간, 콩팥과 내분비선의 기능을 좋게 하며, 면역기능도 높인다.

한국 사람에게 위장병과 위암이 많이 발생하는 이유에 대해 어떤 학자는 국물 문화를 지적한다. 즉 우리 민족은 밥을 먹을 때 반드시 국을 곁들여야 하고 식후에도 꼭 누룽지에 물을 넣고 끓여서 먹기 때문에 위장에서 위액의 산도가 떨어져 위장병을 유발한다는 주장이다.

사실 우리 민족은 식사를 전후해 이처럼 많은 양의 수분을 섭취하지만 일상생활 중에는 거의 물을 마시지 않는다. 물은 식사를 한 후 2시간 이상 지난 다음에 마셔야 한다. 2시간은 음식물이 소화되는 데 필요한 시간이다. 이처럼 식후 여유시간을 두고 물을 마셔야 위장 기능의 훼손을 막을 수 있다.

3. 물은 얼마나 마셔야 하나

하루 동안 마셔야 할 물의 적정량을 정하는 것은 쉽지 않다. 사람의 나이, 직업, 활동량 등에 따라 차이가 많기 때문이다. 그러나 아침에 잠에서 깨어 소변을 볼 때 소변 색이 흰색이 될 정도로 물을 마시는 것으로 기준을 삼으면 좋겠다.

노란색이나 붉은색의 소변은 빨리 물을 섭취해야 한다는 신체의 다급한 신호다. 즉 그런 색깔의 소변은 물이 부족해서 노폐물을 빼내지 못하고 있으며 몸이 산성화되고 있다는 증거로 볼 수 있다. 그러니 빨리 물을 마셔야 한다. 이 신호를 무시하면 노란색과 빨간색 신호등을 무시하고 달리는 자동차가 교통사고를 내듯이 질병이라는 덫에 걸리게 된다.

진료 중에 환자에게 "물을 많이 마십시오!"라고 주문하면 "저는 물을 많이 마시는데요"라는 답변을 많이 듣는다. 이때 환자에게 "소변색이 어떤가요?"라고 물어보면 의외로 흰색의 소변을 본다고 답하는 사람이 적다.

여기서 주의해야 할 사항은 물을 여러 차례 나눠 마셨기 때문에 충분히 마신 것으로 착각하는 것이다. F. 뱃맨겔리지(Fereydoon Batmanghelidj, M.D.)는 《물, 치료의 핵심이다》에서 "하루에 마셔야 하는 물의 양은 체중 1kg에 33cc이다"고 했다.

그러므로 항상 cc 눈금이 표시된 일정한 용기로 마셔서 하루 종일 얼마만큼의 물을 마셨는지를 잘 관찰할 필요가 있다. 그리고 마신 물의 양에 따라 소변의 색이 어떻게 변하는지도 확인해보자. 소변이 노란색에서 흰색으로 바뀔 때까지 마신 물의 양이 몇 cc인지를 체크하여 그 수준으로 매일 물을 마셔야 한다.

4. 물은 어떻게 마셔야 하나

하루 종일 마신 물의 양이 같더라도 한 번에 많은 양의 물을 마시는 것과 조금씩 여러 번 나눠 마시는 것은 다르다.

수분이 부족하면 몸에서 물이 이동하는 틈새가 막힌다. 따라서 처음에는 물을 한꺼번에 많이 마셔야 한다. 이는 마치 세차장에서 차를 세척할 때 높은 압력으로 압축하는 기계인 컴프레서의 힘에 의해 물에 압력을 주어 세찬 물줄기로 세척을 하는 것과 같은 원리다. 또 둑에 가둔 물이 상류에서 유입되는 물의 양이 증가되어 수압이 높아지면 그 압력을 이기지 못하고 둑이 무너지면서 흘러 내려가는 것을 연상해도 된다.

물을 많이 마시면 인체의 세포나 장기에 압력이 걸려 물이 소통되지 않던 부위까지 물이 치고 들어간다. 그리고 물이 다니던 길이 열리면서 비로소 영양이 공급되고 노폐물이 물에 희석되어 몸 바깥으로 빠져나간다.

5. 어떤 물을 마셔야 하나

1) 얼었다 녹은 물과 눈 녹은 물의 효능

물은 끓이지 않은 생수를 마시도록 한다. 그 이유에 대해 B.F 세르게이 에프의 설명을 들어보자.

그는 "한번 끓인 물은 0도 이하로 기온이 내려가도 얼지 않고 영하 7도가 돼서야 어는 물이 되는데, 이것을 '과냉過冷된 물'이라고 한다"며 "한번 끓여서 과냉된 물은 몸 안에서 끓이지 않은 생수처럼 물 본연의 역할을 수행하는 것이 쉽지 않다"고 주장했다.

그리고 그 이유로 그는 "생물의 커다란 분자들은 물 분자들을 끌어당겨 자신의 표면에 일정한 순서대로 정확하게 배치시키고 있는데, 마치 세포의 원형질과 조직액이 무수한 '빙산'으로 채워진 것과 같은 모습이 된다"며 "과냉된 물은 그 같은 결정 격자로 만들어지기 쉽지 않다"고 했다.

이와 같은 주장과 함께 그는 얼음이 녹은 지대에는 미생물이 무성하게 자라고, 동물이나 새의 새끼에게 얼었다 녹은 물을 주면 성장이 빨라지고 병에 걸리지 않으며, 온대에 사는 많은 곤충의 알과 번데기는 저온에서가 아니면 성장하지 못한다고 예를 들기도 했다.

또 《동의보감》의 탕액편에는 "매년 말 납일臘日을 정해 신에게 납향臘享이란 이름으로 제사를 지냈는데, 이날 내린 눈을 녹여서 만든 물을 납설수臘雪水라고 했다. 이 물은 성질이 차고 맛은 달며 독이 없어 열을 풀어내고 해독한다"는 처방이 있다.

요즘처럼 대기오염이 심각한 때에 눈 녹인 물을 식수로 사용하기는 적절하지 않다. 그러나 건강을 생각한다면 최소한 끓인 물보다는 생수를 마시려는 노력은 기울일 필요가 있다.

2) 활성 있는 물

물도 오랫동안 보관해두면 그 시간만큼 활성도가 떨어진다.

헌혈하는 과정을 살펴보자. 헌혈할 때 채혈된 혈액이 흘러 들어가는 비닐용기는 시소 같이 한쪽이 올라가면 다른 한쪽은 내려가는 기구 위에 얹는다. 채혈이 끝나면 용기에 채워진 혈액은 시소에서 곧

바로 급속 냉동기 안으로 옮긴다. 채혈하는 동안 채혈된 혈액을 왜 시소 같은 기구에 올려놓는 것일까. 다 이유가 있다. 혈액이 그냥 한 곳에 모여 움직임이 없으면 활성이 떨어지고 독이 되기 때문이다.

한의학에서는 운동성을 잃어 정체된 혈액을 어혈瘀血이라 하고 피가 몸 안 일정한 곳에 머물러서 생긴 병증을 어혈증이라고 한다. 흔히 외부로부터의 손상에 의해 멍이 든 상태를 어혈이라고 하는데, 어혈은 현대 의학적으로 혈액순환 장애, 모세혈관의 순환 장애를 야기해 모든 질병의 원인으로 작용한다. 따라서 혈액은 항상 활성화되어 움직이는 상태에 있어야 한다.

마찬가지다. 오랫동안 움직임이 없이 보관한 물도 식수로 적당하지 않다. 물을 장기간 보관해야 할 때는 보관 용기에 일정한 진동을 줘 물의 활성도를 유지해줘야 한다. 음악을 들려주는 것도 한 방법인데, 음파의 진동이 물이 담긴 용기를 가볍게 흔들어주는 효과를 갖기 때문이다.

6. 한의학에서 건강을 위해 사용한 물

한의학에서는 약을 달일 때 약효를 극대화하기 위해 물을 골라서 사용하거나, 아니면 아예 약을 달일 물을 만들었다. 어떤 병에 어떤 물이 쓰였는지는《동의보감》탕액편에 자세히 소개돼 있다.

1) 《동의보감》에 소개된 33가지 물

● 새벽에 처음 길은 우물물인 정화수井華水는 인체에 있는 9개의 구멍, 즉 입, 코, 귀, 눈, 항문과 요도에서 나오는 출혈을 멎게 하는 데 사용했다.

● 찬 샘물인 한천수寒泉水는 당뇨, 열성이질, 임질과 옻으로 생긴 피부 부스럼을 치료하고 소변과 대변을 잘 나가게 한다.

● 국화 밑에서 나는 물인 국화수菊花水는 성질이 따뜻하고 맛이 달다. 어지럼증과 풍증을 치료하고, 쇠약한 것을 보하며, 오랫동안 먹으면 늙지 않고 오래 살 수 있게 한다. 국영수菊英水라고도 부른다.

● 섣달 납향에 온 눈이 녹은 물인 납설수臘雪水는 성질이 차고 맛은 달며 독이 없는데, 돌림열병(天行時氣, 천행시기), 온역, 술을 마신 후 갑자기 열이 나는 현상과 황달을 치료하고, 여러 가지 독을 풀며, 또한 이 물로 눈을 씻으면 열기로 눈이 붉어진 상태(熱赤, 열적)가 없어지고, 모든 과실을 담가서 보관하면 좋다고 했다.

● 정월에 처음으로 내린 빗물인 춘우수春雨水를 받아서 거기에 약을 달여 먹으면 양기가 위로 오르게 된다.

● 가을철 이슬을 추로수秋露水라고 하는데, 아침 해가 뜨기 전에 이슬을 받아서 쓴다. 성질은 평平하고 맛이 달며 독이 없다. 소갈증을 낫게 하고, 몸을 가볍게 하며, 배가 고프지 않게 한다. 또한 피부에 윤기가 돌게 한다.

● 겨울철에 내린 서리인 동상冬霜은 성질이 차고 독이 없다. 술 때문에

생긴 열과 술을 마신 후 열이 나고 얼굴이 벌게지는 증상을 치료한다. 또한 감기로 코가 막힌 경우에 쓴다.

● 우박(雹, 우박 박)은 간장의 맛이 좋지 않아졌을 때 쓴다. 1~2되를 받아서 간장독에 넣으면 장맛이 전과 같이 된다.

● 여름철 얼음(夏氷, 하빙)은 번열이 나는 것을 없애준다.

● 조개껍질로 밝은 달에 비추어 그것으로 받은 물(方諸水, 방제수)은 눈을 밝게 하고, 마음을 안정시키며, 어린이의 열과 번갈증을 낫게 한다.

● 매화 열매가 누렇게 된 때 내린 빗물(梅雨水, 매우수), 즉 음력 5월에 내린 빗물은 성질이 차고 맛이 달다. 피부가 헐은 부위와 옴을 씻으면 흠집이 생기지 않는다. 그리고 옷 때를 지우는 데도 쓴다.

● 참대 울타리 위 끝이나 큰 나무의 구새 먹은 구멍에 고인 빗물(半天河水, 반천하수)은 심병心病, 귀주鬼疰와 미친병을 낫게 하는데, 독한 사기와 귀정鬼精을 없앤다. 정신이 얼떨떨하고 헛소리하는 증세도 낫게 하고 여러 가지 부스럼을 씻을 수도 있다.

● 볏짚 지붕에서 흘러내린 물(屋霤水, 옥류수)은 미친개에게 물려서 생긴 부스럼을 씻는다.

● 띠풀로 엮은 초가지붕에서 흘러내린 물(茅屋漏水, 모옥류수)은 운모독雲母毒을 풀기 때문에 운모를 법제할 때 쓴다.

옥류수가 흘러내려 만들어진 고드름 (처마끝 부분)

● 옥이 있는 곳에서 나오는 샘물(玉井水, 옥정수)은 풀과 나무에도 윤기가 돌게 한다.

● 짠 바닷물(碧海水, 벽해수)은 성질이 약간 따뜻하고 맛이 짜며 독이 약간 들어 있다. 이 물을 끓여서 목욕하면 풍으로 가려운 것과 옴이 낫는다. 한 홉을 마시면 토하고 설사한 다음 체해서 배가 불러 오르고 그득하던 것이 낫는다.

● 멀리서 흘러내리는 물(千里水, 천리수)은 앓고 난 후 허약해진 것을 낫게 한다. 사기와 더러운 것을 씻어내 준다.

● 몹시 휘저어서 거품이 생긴 물(甘爛水, 감란수)은 곽란을 치료하고 분돈증奔豚證도 낫게 한다.
한 말 정도 큰 동이에 물을 부은 다음 바가지로 그 물을 퍼 올렸다가 쏟기를 물 위에 구슬 같은 거품방울이 5000여개 정도 생길 때까지 반복해 만든다. 백로수百勞水라고도 한다.

● 천천히 휘돌아 흐르는 물인 역류수逆流水는 도류수倒流水라고도 하는데, 거슬러 흐르는 성질이 있기 때문에 여기에 담음을 토하게 하는 약을 타서 쓴다.

● 순하게 흐르는 물(順流水, 순류수)은 성질이 순하고 아래로 흐르기 때문에 하초, 허리와 무릎의 병을 치료한다. 대소변을 잘 나가게 하는 약을 달이는 데도 쓴다.

● 빨리 흐르는 여울물을 급류수急流水라고 하는데, 대소변을 잘 나가게 하는 약이나 정강이 아래에 생긴 풍증을 치료하는 약을 달이는 데 쓴다.

● 온천물(溫泉, 온천)은 여러 가지 풍증으로 힘줄과 뼈마디가 오그라드는 증상과 피부의 감각이 없어지고 손발을 잘 쓰지 못하는 증상, 문둥병, 옴, 버짐 등이 있을 때 목욕물로 쓴다. 목욕하고 나면 허해지고 피곤하므로 약이나 음식으로 보해야 한다.

● 맛이 떫은 찬물(冷泉, 냉천)은 편두통이 있을 때, 등골이 싸늘한 때나 화가 속으로 몰리면서 오한이 날 때 목욕물로 쓴다. 민간에서는 초수椒水라고 한다.

● 새로 쑨 좁쌀죽의 윗물(漿水, 장수)은 성질이 약간 따뜻하고 맛은 달면서 시며 독이 없다. 갈증을 멎게 하고, 곽란·설사와 이질을 낫게 하며, 답답한 증상을 풀어주고, 지나치게 졸리는 증상을 해결해준다.

주) 좁쌀은 잘 삭혀주는 성질을 지니고 있어 단백질을 소화시키지 못해 설사를 할 때 먹으면 좋다. 식곤증이나 생각이 멍한 상태가 반복될 때도 좁쌀을 먹는데, 이는 좁쌀이 신진대사가 원활하게 이뤄지는 것을 돕기 때문이다. 또한 좁쌀은 해독을 돕고 몸을 보하는 효능도 지닌다.

● 누런 흙물, 즉 황톳물(地漿水, 지장수)은 여러 가지 독을 풀어낸다. 누런 흙이 있는 땅(黃土地, 황토지)에 구덩이를 파서 그 속에 물을 붓고 흐리게 휘저은 다음 조금 있다가 윗물을 떠서 마신다.

주) 시장에서 사가지고 온 과일을 황톳물에 담가 두었다가 먹으면 껍질째 먹어도 된다. 과일 껍질에 묻어 있는 농약과 같은 유해한 물질을 해독해주기 때문이다.

● 사람의 발길이 닿지 않은 산골짜기에 새로 판 구덩이 속의 빗물(潦水, 요수)은 무근수無根水라고도 하는데, 흐르지 않은 상태에서 흙 기운이 잘

스며들었기 때문에 비장의 기운을 고르게 하여 음식을 잘 먹게 하고 중초의 기운을 보하는 약을 달이는 데 쓴다.

● 끓는 물에 찬물을 섞어 생숙탕生熟湯을 만든 후 이 물에 볶은 소금을 풀어서 1~2되 마시면 곽란 증세에 효험을 볼 수 있다. 또 술에 몹시 취하였을 때 이 물에 몸을 담그면 신기하게도 그 물에서 술 냄새가 난다. 생숙탕은 끓인 물(白沸湯, 백비탕) 반 사발과 새로 길어온 물(新汲水, 신급수) 반 사발을 섞어 만들며, 음양탕陰陽湯이라고도 부른다. 한편 강물과 우물물을 섞은 것도 역시 음양탕이라고 한다.

● 뜨겁게 끓인 물(熱湯, 열탕)은 곽란으로 쥐가 나는 데 쓴다. 양기陽氣를 도와주고 경락을 통하게 하므로 차면서 저린 증상에 다리와 무릎까지 담그고 땀을 내면 좋다. 물을 뜨겁게 끓일 때는 백여 번 끓어오르게 끓여야 한다.

● 생삼을 삶은 물(麻沸湯, 마비탕)은 소갈증에 좋다. 허열도 내려준다.

● 누에고치를 삶은 물(繰絲湯, 조사탕)은 회충蚘蟲을 없애준다. 소갈증이나 입이 마르는 데도 쓴다. 이 물은 화火에 속하면서도 음증인 병에 쓴다. 또한 방광에 있는 상화相火를 사瀉하고 청기淸氣를 이끌어 입으로 오르게 한다. 끓여서 마시거나 고치 껍질이나 명주실을 달여서 마셔도 역시 효과를 볼 수 있다.

● 밥을 찌는 시루 뚜껑에 맺힌 물(甑氣水, 증기수)은 머리털을 자라나게 한다. 이 물로 머리를 감으면 머리털이 길어지고 빽빽하게 나오며 꺼멍게 되고 윤기가 돌게 된다. 아침마다 받아서 써야 한다.

● 구리 그릇 뚜껑에 맺힌 물(銅器上汗, 동기상한)이 떨어진 음식을 먹으면 악창惡瘡과 내저內疽가 생기게 된다.

● 하룻밤 묵은 숭늉(炊湯, 취탕)으로 얼굴을 씻으면 얼굴에 윤기가 없어지고 몸을 씻으면 버짐이 생긴다.

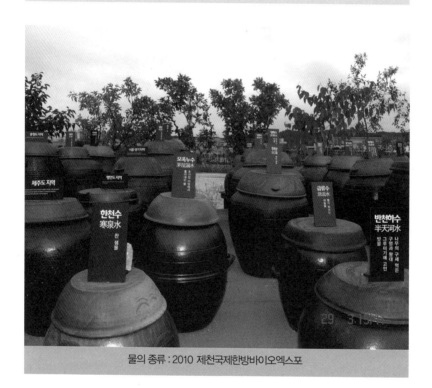

물의 종류 : 2010 제천국제한방바이오엑스포

2) 태무진 선사께서 사용하신 물

저자들이 스승으로 섬겨 가르침을 받은 태무진太無眞 박해복朴海福 선사(1923년 8월 12일~1999년 6월 5일)께서는 참선과 명상을 통하여 신체 내부의 장부나 경락을 몸소 느끼고 관찰함으로써 그 구조나 기능을 이해하는 내조법內照法과 마음속 깊이 한 가지 문제에 대하여 골똘히 생각하여 그 이치를 깨닫게 되는 심법心法과 오법悟法을 통하여 한의학의 이론을 재정립하셨고 이에 근거해 새로운 처방을 만들어 난치병을 치료하셨다.

태무진 선사께서는 약을 달이는 물에 대해 특별한 의미를 부여하셨는데,《동의보감》의 탕액편에 소개된 물 이외에 여러 가지 물을 만들어 사용하셨다. 그 물에 대해 살펴보면 다음과 같다.

승천수 昇天水	벼에 맺힌 이슬을 모아 만든 물이다. 승천수는 땅의 기운에 의해 상승하여 맺힌 이슬로 이뤄졌기 때문에 기운을 위로 올려주는 효능을 지닌다.

그래서 태아가 산도로 자꾸 처지면서 유산 기미를 보일 때 이 물을 사용해 태아를 끌어 올려주는 탕약을 달였다. 저자의 둘째 아이도 유산의 위기에 처했었다. 당시엔 산부인과에서조차 포기한 상태였다. 그런데 이 승천수로 달인 약을 통해 건강하게 태어날 수 있었다.

그리고 음식을 먹고 설사를 오래 했다거나 체력 소모가 심하여 위가 정상적인 복강에 위치하지 못하고 골반까지 내려가는 위하수 또는 자궁이 내려가는 자궁하수 등 각종 복강 장기의 하수증 下垂症에도 이 물이 좋다.

**갈대 줄기와
잎 끓인 물**

구안와사口眼喎斜는 얼굴에 마비가 와서 입과 눈이 한쪽으로 돌아가는 증세를 말한다. 물가에서 자란 갈대의 줄기와 잎(荻梗葉, 적경엽) 3000g을 물에 넣은 후 푹 달여서 얻은 물로 약을 달이면 구완와사의 치료에 큰 도움을 받을 수 있다.

**백탄수
白炭水**

참나무로 만든 숯을 백탄이라고 한다. 우리 조상들은 백탄을 장 담글 때는 물론이고 악취를 제거할 때도 유용하게 썼다.

백탄수를 만드는 방법은 이렇다. 우선 백탄 600g에 불을 붙여 벌겋게 타오를 때 집게로 집어 물을 가득 채운 20ℓ 용기에 집어넣는다. 그러면 '치~ 지~ 직' 요란한 소리와 함께 수증기가 뿜어져 나오면서 숯에 붙은 불이 꺼진다. 이때 물속에 있는 숯을 제거하고 남은 물을 백탄수라고 한다.

백탄수는 기운이 위로 상승하여 주체할 수 없게 되는 증상들을 개선하는 데 많이 사용한다. 한의학에는 양의 기운이 치솟아 오르다 극

점에 이르면 그 기운이 밑으로 내려가게 된다는 양극즉음생陽極則陰生
이라는 이론이 있다.

백탄수도 그 같은 원리로 만들어진 물이다. 숯에 불을 붙여 한참을
타게 하여 열기가 최고조에 달했을 때, 즉 양의 기운이 극도에 달했
을 때 갑자기 찬물에 넣어 음으로 변화시킨 물이다.

이처럼 만들어진 물은 인체의 위로 올라간 기운을 밑으로 내리게
하는 효과가 있다. 들이마시는 숨을 잘 못하여 숨이 가쁜 경우, 사소
한 일에 짜증을 자주 내거나 잠을 못 이루는 경우, 두피에 부스럼이
나는 경우, 역류성 식도염 같은 질병에 활용한다.

뇌腦까지 상승한 기운 때문에 생기는 실없이 웃거나 미치는 전광癲
狂병에 대장간에서 담금질한 물을 사용하였던 것도 같은 이치에서
나온 처방이다.

3) 왕수

같은 부피의 물을 저울에 달았을 때 무게가 많이 나가는 무거운 물
을 왕수라고 한다. 물속에 미네랄이 풍부하게 존재하면 물이 무거워
진다는 사실을 알았기에 이러한 분별 방법이 생긴 것이다.

옛날에 메주를 쑤는 일은 한 가족의 건강을 지키는 데 필요한 큰 행
사였다. 메주를 만들기 위해서는 우선 메주콩을 삶아야 하는데, 이때
아무런 물이나 사용하지 않았다. 몇 십리 길이라도 마다하지 않고 미
네랄이 풍부하여 무게가 많이 나가는 물을 길어다가 사용하였다. 그

리고 메주콩은 반드시 볏짚을 태워서 삶았다.

4) 돌멩이 물

한의학에서는 "인간은 자연계 안에서 거주하기 때문에 평소의 생활, 생명이 유지되는 이치(生理, 생리), 몸에 병이 드는 이치(病理, 병리) 등 모든 방면에서 자연의 영향을 받고 그것에 순응하며 삶을 영위하고 있다"고 인식하여 이를 천인상응 天人相應이라고 했다.

즉 자연의 기와 인체의 기가 서로 교감하고 있어서 자연이 파괴되면 인체의 건강도 서로 응하여 훼손된다는 사실을 바탕으로 자연의 변화를 관찰하여 질병을 진단했고, 치료하는 방법을 찾아냈으며, 약을 선택했다.

미네랄이 풍부한 물을 만들어 마실 때도 그와 같은 이치에 따라야 한다.

우선 깊은 산속에서 계곡물 속에 있는 돌을 구한다. 이때 주의해야 할 사항은 반드시 오염되지 않은 청정지역에서 흐르는 물속에 있는 돌멩이여야 한다는 것이다. 흙속에 묻혀 있는 돌이나 오염된 개천의 돌은 인체에 유해한 물질들을 함유하고 있다. 반면 오랜 시간 맑은 물속에 있던 돌멩이는 물속의 각종 유익한 성분들을 머금고 있다.

이렇게 구한 돌을 물이 담긴 항아리에 넣는다. 그런 상태에서 24시간 정도 경과하면 항아리에 담긴 물은 미네랄이 풍부한 물로 변한다.

사용한 돌멩이는 1주일이 지나면 교체하고, 다 사용한 돌멩이는 반드시 가져온 개울물에 가져다 놓도록 하자. 그렇게 해야만 자연의 기운을 인체의 기운으로 사용하면서도 자연을 훼손하지 않을 수 있다.

또 계곡 물속에서 구해온 돌멩이를 층층이 쌓아놓은 후 그 위로 상수도물을 통과하게 해도 미네랄이 풍부한 물이 만들어진다.

그리고 숯이나 장작 위에 계곡 물속에서 구해온 돌멩이를 올려놓고 불을 놓은 다음 달궈진 돌멩이를 물을 담은 용기에 넣어도 몸에 좋은 물을 얻을 수 있다.

뜨겁게 달궈진 돌멩이가 물속에서 식는 중에 용기 안에 있던 물이 적당히 따뜻하게 데워지는데, 피부병이나 신경통 관련 질병이 있는 환자가 이 물로 몸을 담구고 있게 되면 좋은 치료 효과를 불 수 있다.

5) 황토와 지장수

요즘은 풀이나 짚, 가축 배설물 따위를 썩혀서 거름을 만들어 사용하거나 농사를 짓던 논밭을 얼마 동안 경작하지 않고 내버려두는 휴경休耕을 실행하는 이들을 보기 어렵다. 대신 많은 이들이 생산량을 늘리는 데만 급급해 질소, 인, 칼륨 등의 화학비료를 마구잡이로 사용, 결국 토양의 영양분을 고갈시키고 있다.

스티브 뉴전트(Dr. Steve Nugent)는 《잃어버린 영양소》에서 "토양의 영양결핍은 토양에서 자라는 식물에 미네랄을 부족하게 해 '기아 아닌 기아'로 내몰고 있다. 1951년과 1999년 사이에 25가지의 과일과 야채에서 발견된 7가지 비타민과 미네랄 수준을 비교한 연구에서 과거에는 브로콜리를 1회만 섭취해도 성인 남성을 위한 비타민 A가 1일 권장량 이상 공급되었는데, 지금은 2회 이상 섭취해야 과거와 동일한 양의 비타민을 섭취할 수 있다. 과거에는 복숭아 2개만 먹으면 성인 여성을 위한 비타민 A 권장량이 공급되었지만, 지금은 53개의 복숭아를 먹어야 한다"고 했다.

그렇다고 부족한 미네랄과 영양소를 보충하기 위해 배가 터질 정도로 많이 먹을 수만은 없으니 옛날 선인들의 지혜를 빌려보도록 하자.

옛날에는 시골마을에 동네사람들이 필요한 황토를 가져다 쓸 수 있도록 황토가 풍부한 특정 지역이 지정돼 있었다. 그래서 마을사람들은 이곳의 황토를 가져다가 구들을 만들고 흙벽돌을 빚었다. 또 토지의 생산성을 높이기 위한 객토 용도의 흙으로도 사용하였다. 황토 속에 들어 있는 원적외선과 미네랄을 얻으려고 하였던 조상들의 지혜를 엿볼 수 있다.

옛 사람들은 이처럼 몸에 유익한 성분이 풍부한 황토를 이용해 몸에 좋은 물을 만들어 먹기도 했는데, 그것이 바로 지장수地漿水였다.

지장수 만들기

땅을 파내려가다 보면 황토층 사이에 마치 꿀과 같은 맑은 진액이 있는 것을 볼 수 있다. 이것이 지장地漿이다. 그러나 지장은 구하기가 어려웠기 때문에 대신 거름이 없는 자연 상태의 황토 흙을 구해 물로 만들어 마셨고, 그 물을 지장수라고 불렀다.

지장수를 만들어 마시기 위해선 우선 적당한 황토를 구해야 한다. 지표에서 1m 이상 파내려 가면 황토층이 있는데, 이 황토를 잘 떠낸 후 집에 가져온다. 그리고 20 ℓ 들이 항아리에 물을 부은 후 가져온 황토 한 공기를 넣어 잘 젓는다. 그런 다음 3일 정도 두면 물이 맑아지고 바닥에는 흙이 앙금처럼 가라앉는다. 그러면 맑은 물은 다른 용기로 조심스럽게 퍼서 옮기고 항아리 밑에 가라앉은 흙은 버린다. 이렇게 해서 얻은 맑은 물이 바로 지장수다.

지장수의 응용

사람들은 지장수를 목이 마를 때는 식수로, 밥할 때는 밥물로, 국을 끓일 때는 국물로 썼다.

지장수를 만들 때 반드시 지표에서 지하 1m 이상 내려간 곳의 황토이어야 하는 이유는 지표면의 흙은 각종 유기물로 인해 오염되었을 가능성이 높기 때문이다.

저자는 고속도로를 지나가다가 토목공사나 도로공사를 하려고 절개를 해놓은 곳에 좋은 황토가 보이면 그 위치를 기억해 두었다가 그 다음에 시간을 내서 그곳을 찾아간다. 공사현장에서 일하시는 사람에게 양해를 구하고 몇 자루씩 황토를 퍼와 사용했다. 그렇게 하려니 한동안 저자의 차 트렁크 속에는 항상 삽과 자루가 준비되어 있었다.

*피부병으로 한의원을 찾는 환자 중에는 아토피 피부염으로 고생하는 학생들이 많다. 이들의 병을 100% 완치시켜 주는 마법의 약은 없다. 그러나 원인이 무엇인지를 살펴보고 그에 맞는 약을 처방해준 후 반드시 지장수를 만들어 그 물로 약을 달여서 복용하게 한다.

그러면 지장수의 황토 흙 성분이 환자의 몸에 깃든 독을 중화하고 해독해줘 아토피 피부염이 잘 낫도록 해준다.

물론 지장수에 풍부한 미네랄은 덤으로 얻는 선물이다. 일상에서도 지장수를 식수로 마시고 밥을 짓거나 찌개나 국을 끓일 때 사용하면 좋은 결과를 얻을 수 있다.

*옛날에는 집에서 콩나물을 키워서 먹었다. 콩을 넣은 시루에 물을 주면 콩에서 싹이 나 하루가 다르게 자라서 콩나물이 된다.

이때 그냥 물을 주는 것이 아니라 지장수를 주면 미네랄 성분이 풍부한 콩나물을 얻을 수 있다.

이렇게 키운 콩나물은 건강에 도움이 될 뿐만 아니라 생명력이 강해 오래 두고 먹어도 상하지 않는다.

7. 기호성 음료를 마실수록 물은 부족해진다

"물을 많이 마십시오"라고 말을 하면 많은 사람들이 "보리차나 차 종류를 많이 마시는 것은 어떻습니까?"라는 질문을 한다.

그러나 물이 세포막을 뚫고 들어가서 작용하지 못할 정도로 수분이 부족한 경우에는 보리차처럼 다른 재료를 넣어 달인 물은 분자량이 물보다 크기 때문에 흡수가 잘 되지 않는다.

그러므로 처음에는 생수를 마시다가 조금씩 수분의 공급과 배설이 용이해지는 상황을 보고 각종 기능성 성분이 추가된 물을 마시는 것이 좋다.

또한 "저는 커피를 하루에 15잔씩 마십니다. 그러니까 별도로 물을 마실 필요가 없지 않습니까?"라고 자신 있게 말하는 사람도 있다. 커피도 물을 타서 마시는 것이니까 커피를 많이 마신 만큼 물을 안 마셔도 되지 않느냐는 그럴듯한 말이다.

그런데 인체는 커피에 있는 여러 가지 물질들을 녹여서 흡수하려고 체내 구석구석에 있는 물을 마치 전쟁 중에 군수물자를 강제 징발하듯 가져다 사용한다. 때문에 커피를 많이 마시는 사람은 물을 더 많이 마셔야 한다.

8. 물을 마시면 소변을 봐야 한다

물을 마시면 얼마 되지 않아 소변을 보고 싶어진다. 이때 바로 화장실로 가야 한다. 소변을 참는다면 소변 때문에 받던 압력이 방광에서 신체 다른 곳으로 옮겨져 기혈의 순환에 장애가 생긴다.

그런데 일상생활을 하다 보면 소변을 보고 싶어도 참아야 할 때가 많다. 또 그런 일이 자주 반복적으로 일어난다. 이렇게 되면 정상적인 생리기능에 문제가 생긴다.

오줌은 신장에 의해 계속 만들어져 한 방울씩 방광에 모이고 방광은 약 300㎖ 가량의 오줌이 모일 때까지 천천히 팽창한다. 그리고 급기야 방광이 가득 차면 오줌을 배출하려는 생각이 든다.

방광이 팽창하면 요관尿管의 벽은 오줌의 역류를 막는 것과 함께 압력을 받는다. 배뇨는 척추의 반사신경 중추와 연관돼 있는데, 뇌간이나 대뇌의 여러 고위 중추에 의해 활성화되거나 억제될 수 있다. 즉 마려워도 의지에 의해 참을 수 있다는 얘기다.

소변을 자꾸 참다 보면 방광에 소변이 가득 차도 요의를 잘 못 느끼게 된다. 즉 방광의 용량이 300㎖인데, 요의는 400㎖에서 느끼게 된다는 것이다. 그러면 100㎖의 압력을 고스란히 인체 어디에선가 감당해야 하는 문제가 발생한다.

소변을 참으려면 허벅지 안쪽에 힘을 주어야 한다. 이렇게 힘을 주다 보면 허벅지 안쪽에 있는 박근, 장내전근, 대내전근 등의 근육들이 뻣뻣하게 굳어진다.

이러한 상황이 되면 참고 있느라 생긴 압력이 몸 밖으로 빠져나가는 것이 아니라 신체의 다른 곳에 작용하여 고혈압을 만들고, 근육의 움직임을 불편하게 하며, 정신적인 긴장을 조장해 정상적인 생리기능에 매우 나쁜 영향을 미치게 된다.

그래서 옛날 선인들께서는 '대변은 참아도 소변은 참으면 안 된다'고 말씀하셨다. 소변을 참으면 다른 병이 생기기 때문이다.

9. 쉬는 시간에는 소변을 봐야 한다

학교 수업은 보통 50분 강의, 10분 휴식으로 이뤄진다. 그런데 간혹 내용상 연속성 있게 수업을 진행하기 위해 쉬는 시간 없이 2시간 연속으로 강의하는 경우가 있다.

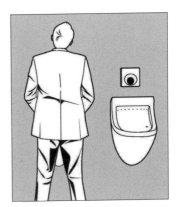

그러나 생리적으로 볼 때 이 같은 연강은 결코 권장할 만한 것이 못된다. 50분 강의를 했으면 적어도 10분 정도는 휴식을 취할 필요가 있다. 일어나 기지개를 켜고, 짝을 이루어 서로 등도 두들겨주고, 창밖으로 멀리 있는 산을 쳐다보고, 물을 많이 마시고, 화장실에 가서 용변도 봐야 한다.

특히 배뇨를 위해서도 쉬는 시간은 꼭 지켜야 한다. 이전 수업의 쉬는 시간에 마셨던 물을 다음 수업의 쉬는 시간을 이용해 소변으로 배출하는 프로그램을 진행하면 물 마시기가 자연스럽게 실천되고 소변도 자주 보게 되어 배뇨를 참아서 발생하는 문제도 미연에 방지할 수 있다.

'세 살 적 버릇이 여든까지 간다'는 말처럼 초등학생 때부터 학교에서 수업 후 쉬는 시간에는 화장실에 가서 소변을 보도록 지도할 필요가 있다.

10. 물을 많이 마셔야 할 때는

현대인은 일상생활을 하면서 물이 부족하기 때문에 늘 물을 많이 마셔야 한다. 그런데 특별히 더 많이 마셔야 할 경우가 있다.

감기에 걸려 약을 먹을 때는 반드시 많은 양의 물을 마실 필요가 있다. 알약으로 된 감기약을 물 없이 입에 넣고 침으로 삼키는 사람도 있다. 이렇게 하면 식도가 손상될 수 있다. 또한 복용한 약이 빨리 인체에 흡수되어 약효가 발휘되도록 해야 하는데, 물이 부족하면 약효를 볼 수 없다. 아울러 초기 감기에 쓰이는 약에는 대부분 땀을 내게 하는 성분이 들어가 있기 때문에 물을 충분히 마셔서 땀이 잘 나게 해야 체온 조절이 용이해지고 감기도 빨리 낫는다.

한약을 먹을 때에도 물을 많이 마셔야 약효를 충분히 볼 수 있다. 평소에 먹지 않던 약물이 인체에 들어오면 물에 녹아서 흡수되는데, 물이 많아야 전신에 골고루 잘 흡수되기 때문이다.

피부가 건조하거나 변비가 있는 사람이 물을 많이 마시면 건성 피부의 보습력이 좋아지고 변비 증세가 개선된다.

우리들 주변에 건강을 위해 수영을 하는 사람들이 많다. 수영장 물은 염소 소독을 하는데 수영을 하고 나면 염소 기운이 피부를 자극하게 된다. 그러므로 염소 성분에 의해 피부가 손상되지 않게 비누를 쓰지 않고 물로만 몸을 씻는 것이 좋다. 비누칠을 하거나 비누칠한 뒤에 때를 밀 때 쓰는 이태리 타올로 피부를 자극하게 되면 피부층에 기름과 같이 피부를 덮어서 보호하는 진액이 손상되어 피부가 거칠어지고 가려워서 피부과 진료를 받아야 할 경우가 많이 생긴다. 건강을 위해 수영을 하시는 분들은 가볍게 샤워를 하는 것은 물론이고 평소에 물을 많이 마시는 습관을 갖도록 해야 한다.

운동, 목욕, 사우나 또는 한증을 하면서 땀을 많이 빼내고 난 후 몸이 가볍고 개운해졌다고 좋아하는 것으로 그치면 안 된다. 반드시 땀으로 빠진 수분의 양만큼 또는 그 이상의 물을 마셔야 한다. 땀이 나는 과정에서 수분뿐 아니라 미네랄도 함께 빠져나가기 때문에 물로 이들을 보충해야 한다.

미네랄을 보충하는 데는 생수도 좋지만 시중에 판매되는 이온음료를 마시는 것도 좋은 방법이다. 과음을 하여 숙취가 깨지 않거나 유해물질이 많은 곳에서 활동하는 경우 체내에 쌓인 독소나 노폐물을 빼내는 방법으로 땀을 내는 방법을 쓰는데, 땀이 잘 날수 있게 땀복을 입거나 모자를 쓰는 것 이외에 반드시 충분한 양의 물을 마셔야만 효과를 볼 수 있다.

키가 작아서 키가 컸으면 하는 소망을 가진 청장년도 물을 많이 마셔야 한다. 물을 많이 마시게 되면 신진대사가 원활하게 이루어져 성장에 도움이 되기 때문이다.

나이가 든 어른들의 뇌 혈전 증세도 체내 수분 부족과 밀접한 관련이 있다. 몸 안에서 수분이 부족하면 피의 농도, 즉 점도가 높아져 피의 응고가 가속화됨으로써 혈전을 만들어낸다. 그러므로 심혈관계의 질환이 있는 사람들도 물을 많이 마셔야 한다.

11. 물을 마시니 몸이 붓는다

물을 많이 마시라고 하면 "물을 마셨더니 몸이 너무 부어서 못 마시겠습니다"라거나 "살이 쪄서 못 마시겠습니다"라고 불평을 하는 경우가 많다.

사실 마시지 않던 물을 갑자기 많이 마시면 몸이 무거워지면서 인체에서 순환이 안 되는 부위가 붓는다. 숨도 찬다. 부기가 점점 심해지면 겁이 나기도 한다. 이러한 상태에 이르면 물을 마시려던 의지가 약해지고 흔히 물마시기를 중단한다.

그러나 신장 기능이 안 좋은 분들을 제외하고는 그 같은 증상에 대해 딱히 걱정할 필요는 없다.

물을 많이 마셔서 몸이 붓는 경우에 계속 물을 마시면 그동안 막혔던 부위가 붓기 마련이다. 붓는 부위도 몸뚱이에서 손과 발쪽으로 번져나간다. 그러나 최종적으로 손끝과 발끝까지 물이 다다르면 상황이 바뀐다. 물이 체내에서 균형감 있게 전체적으로 잘 순환되면서 부기가 빠지기 시작한다.

12. 물을 마시고 소변보는 연습을 한다

평소에 물을 마시지 않는 사람들에게 물을 마시라고 하면 보통 "입이 마르지 않는데 어떻게 물을 마시나요?"라고 말한다. "억지로라도 마시세요!"라고 하면 아예 대답도 하지 않는다.

겉으로는 아무런 문제가 없어 보이지만 이 정도면 심각한 상태다.

그런 이들에게는 물을 마시고 난 후 일정한 시간을 정해서 소변이 안 나와도 무조건 화장실로 가 소변을 보는 연습을 반복해 시켜야 한다. 대개 30분이나 40분 정도 알람시계로 시간을 정해놓고 하면 좋다.

이와 같은 방법으로 주말을 이용하여 2~3일 연습하면 소변이 어느 정도 방광에 차면 소변을 보고 싶은 느낌이 생기게 된다. 그리고 점차 물을 마시는 양도 늘게 된다. 억지로 한 행동이 몸에 변화를 일으켜 물마시기를 꺼리는 습관을 고쳐준 것이다.

모 기업의 부속실에서 회장의 비서실장으로 일하는 한 중년 여성이 '몸이 피곤하고 기운이 없어서 도저히 업무를 수행하기 힘들다'면서 찾아온 적이 있다.

그 여성분에게 "하루에 물을 얼마나 마시고 화장실은 몇 번 정도 가느냐?"고 물으니 "회장님이 언제 인터폰으로 불러 들어오라고 할지 몰라서 출근한 후에는 물을 전혀 마시지 않고 화장실도 한 번 가지 않는다"는 답변이 돌아왔다.

그래서 휴가를 내서 강제로라도 물을 마시는 연습을 하고 복귀 후에도 소변이 마려우면 참지 말고 화장실을 가도록 하는 연습을 하라고 이야기하였더니 "그렇게는 못할 것 같습니다"라고 말했다.

잘못된 생활습관을 고치지 않고 약에만 매달리면 치료 성과가 잘 나타나지 않고 오히려 복용하는 약의 양만 늘어 약을 해독해주는 간의 건강마저 해칠 수 있다. 이렇게 되면 약 때문에 간이 나빠졌다고 억지 주장을 할 수도 있다. 그래서 그 여성분에게 분명하고 단호하게 "한약을 조제하여 줄 수 없다"고 말했다.

13. 나이가 들수록 물을 많이 마셔야 한다

사람은 태어나서 노년에 이르기까지 몸이 필요로 하는 것들이 계속 바뀐다.

한의학 이론서인 《황제내경》에서는 "40세가 되면 음기陰氣가 자반自半한다"고 하였다. 즉 40세가 되면 수분의 양이 줄어든다는 얘기다. 몸에 수분이 부족하면 노화가 가속화되기 때문에 적절히 대처해야 할 필요가 있다.

식사할 때 보면 유난히 된밥을 좋아하는 사람이 있다. 그러나 사람이 40세를 넘으면 된밥보다는 수분의 양이 많은 진밥을 먹어야 한다. 어디 밥뿐이겠는가. 나이가 들수록 김치도 물김치나 동치미처럼 수분이 많은 김치가 더 몸에 이롭게 작용한다. 음식점에서 식사할 때 깍두기나 김치 국물을 국에 넣어 먹으면 국물에 녹아 담겨 있던 영양을 덤으로 더 얻을 수 있다. 고기도 직접 불판에 굽기 보다는 '불고기' 형태로 조리해 먹는 것이 좋다. 불고기의 육수는 갖은 양념과 육즙이 어우러져 만들어졌기 때문에 맛이 좋고 영양성분도 풍부하게 함유하고 있다.

또 불고기로 조리해 먹으면 태운 고기를 먹는 일도 없어진다. 불에 탄 고기는 인체의 소화기에서 분비되는 효소로는 분해 흡수가 어려워 체내에 축적된다. 이러한 상태로 몸에 잔류한 태운 고기는 암을 유발하는 원인으로도 작용한다.

고기를 먹을 때마다 항상 우리 조상들이 신선로神仙爐를 이용해 불고기를 만들어 먹었던 그 삶의 지혜에 새삼 감탄하게 된다.

마찬가지로 물고기도 직화直火로 구워먹으면 안 좋다. 조기, 고등어나 갈치는 불에 구워먹기도 하지만 매운탕이나 조림을 해서 먹는 것이 건강에 더 유익하다. 미꾸라지를 폭 끓여서 먹는 추어탕은 부족해진 음액陰液을 보충해주어 쉽게 구해 먹을 수 있는 최고의 음식이다.

14. 흔들어서 활성이 있는 물을 마신다

요즈음은 생수를 많이 사서 마신다. 생수에는 제조일자 및 유통기한이 용기 상단에 표시되어 있는데, 보통 2년이다.

물병에 들어간 물은 고여 있는 것처럼 움직임이 없는 상태로 한동안 보관되었다가 물을 마시는 사람의 손에 의해 비로소 움직이기 시작한다.

"고인 물은 썩는다"는 말이 있다. 고여 있는 물처럼 보관되어 있던 물을 컵에 따라서 마시면 썩은 물, 즉 활성을 잃은 죽은 물을 마시는 것이다. 살아 있는 물은 고여 있지 않고 움직임을 갖고 있는 물을 말한다.

술을 먹고 해장할 때 선짓국을 먹는 경우가 있다. 이때에도 제대로 된 선지를 써야 해장 효과를 볼 수 있다. 좋은 선지란 갓 도축한 돼지의 경동맥 부근에서 받아낸 피를 말한다. 도축 직후에는 비록 모체인 돼지는 숨을 거두었어도 경동맥은 한동안 살아 움직인다.

같은 물이라도 일정한 충격을 가한 후에 마시는 것이 좋다. 모양과 크기가 같은 2개의 컵에 생수를 떠 넣고 한 잔은 그냥 마시고 다른 한 잔은 손에 쥐고 흔들거나 한동안 '음~' 하고 소리를 내서 그 소리가 잔에 닿도록 한 후 마셔보면, 두 잔의 물맛에 큰 차이가 있는 것을 알 수 있다.

달여서 파우치에 포장해 담은 한약도 바로 복용할 것이 아니라 포장 용기를 손에 쥐고 천천히 흔든 뒤에 마시면 더 좋다.

너와 나의 건강수업

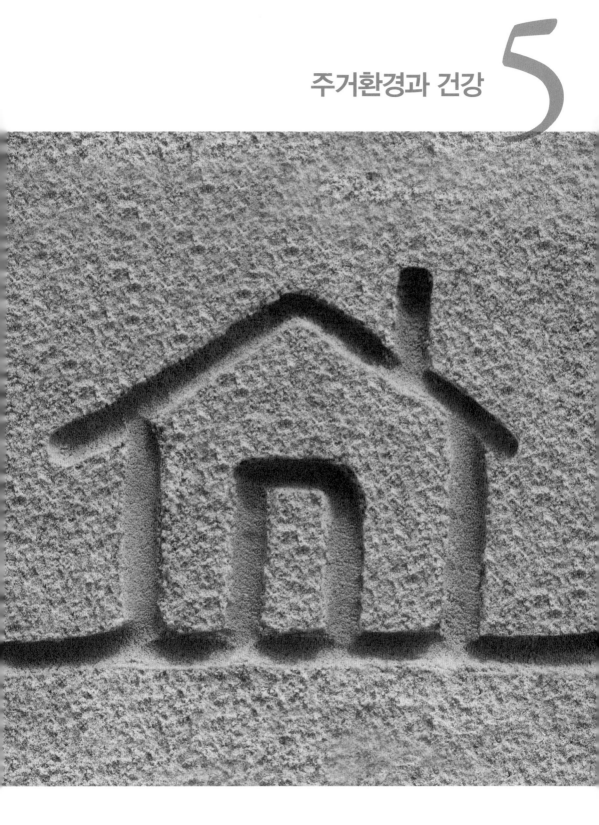

주거환경과 건강

5

흙은 해독이다

집은 가족들과 정을 나누고 휴식을 취하는 장소다. 그런 점에서 전통가옥의 공간 배치와 활용은 눈여겨볼 만하다.

대청마루만 해도 지면으로부터 적당한 높이를 유지하면서도 천정을 높게 했고 앞뒤로 탁 트이게 해 바람이 원활하게 들고날 수 있도록 만들어졌다. 창호도 마찬가지다. 두 사람이 포개 누웠을 때 사람이 보일까 말까 할 정도의 높이로 만들어 자면서도 편안하게 밖의 공기를 호흡할 수 있었다.

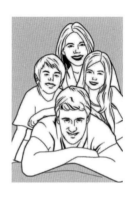

　전체적으로 전통가옥은 주변의 지형적 특징을 잘 반영하면서도 햇빛이 잘 들고 공기의 소통이 잘 이루어질 수 있는 구조를 지니고 있었다. 땅만 있으면 이것 저것 가리지 않고 집을 짓는 요즈음 행태와는 많이 달랐다.

1. 땅의 기운

인체는 땅의 기운과 하늘의 기운을 잘 받아들여야만 정상적인 생리기능을 유지할 수 있다.

그러므로 너무 높은 곳에 살면 땅의 기운(지기地氣)을 제대로 받지 못해 건강을 해칠 수 있다. 그래서 예전에는 집을 지을 때 집 주변에 있는 나무가 자란 높이를 지기가 올라오는 최고 높이로 판단했다는 얘기까지 있다. 일리가 있다.

요즘은 학군이 좋거나 생활 편의시설이 잘 갖춰진 곳에 사람이 몰리다 보니 해당 지역에 초고층 아파트가 많이 지어지고 새처럼 지상으로부터 높은 곳에 사는 사람도 늘고 있다. 고도가 높은 곳에 살게 되면 좋은 점은 무엇이고 나쁜 점은 무엇인지 한번 살펴보자.

아파트의 9층 이상 되는 높이에 있는 집을 화택火宅이라고 한다. 예로부터 화택에 사는 사람에게는 일신에 변화가 많다고 했다.

누구든 땅을 맨발로 밟아보면 긴장이 풀려 편안하고 안락한 느낌을 갖게 된다. 그런데 고층에 살면 그런 땅의 기운을 받기가 쉽지 않다. 건조한 공기는 그나마 견딜 만하다. 문제는 필요 이상으로 긴장하게 돼 성격이 날카로워지고 숙면도 취하기 어렵다는 것이다. 그래서 만성 피로 환자가 속출한다.

여성의 경우엔 생리불순 현상이 나타나고 심지어는 임신에 어려움을 겪을 수도 있다.

2. 전자파, 전기장과 자기장

현대인들은 직장이건 집이건 어디서나 수많은 전기제품에 둘러싸여 생활한다.

앤 루이스 기틀먼(Ann Louise Gittleman)은 《전자파가 내 몸을 망친다》에서 "커피 만드는 일에서 샤워, 전철 타기, 식료품 구입, 침대로 들어가는 것 등 모든 과정은 그것이 중요한 일이든 사소한 일이든 상관없이 전자기기를 둘러싼 보이지 않는 힘인 전기장(electromagnetic field, EMF)과 관계가 있다. 대부분의 사람들은 보이지 않는 이 에너지는 무해한 것으로 간주하고 있다"면서 그 전기장에 대비할 것을 주장하고 있다.

웰첵(Walleczek)은 1992년 그의 논문 〈면역 시스템의 세포에서 자기장의 영향: 칼슘 신호의 역할〉에서 "전자파에 장기간 노출되면 인체 내에 유도 전류가 생성되어 세포막 내외에 존재하는 Na+, K+, Cl- 등 각종 이온의 불균형을 초래하여 호르몬 분비 및 면역세포에 영향을 준다"고 했다.

또 연세대 의대 의학공학교실의 김덕원 교수는 《전자파의 공해》에서 "전기기기에서 방출되는 전자파電磁波는 전기장과 자기장으로 구성되는데, 전기장은 전압의 세기에, 자기장은 전류의 크기에 비례하여 발생한다. 전기장은 전도성이 높은 물체에 의해 상당히 차단되나 자기장은 자성이 매우 강해 특수 합금에 의해서만 차단되기 때문에 자기장 차단은 쉽지 않다. 인체가 전기장에 노출되는 경우 인체는 전기가 잘 통하는 물이 70% 이상으로 구성되어 있는 일종의 도체導體이므로 대부분의 전류가 피부를 통해 흘러 피부질환을 유발하고, 자기장은 거의 모든 물질을 통과하므로 인체를 투과하면서 혈액 속의 철 분자에 영향을 준다"고 했다.

김교수의 주장이 맞다면 컴퓨터를 직업적으로 사용하는 여성들에게 피부 노화가 빨리 찾아오는 것도 충분히 이해할 수 있다.

또한 전자기장은 세포 증식이 빠른 혈구, 생식기, 임파 등과 같은 체내 조직을 흔들어놓아 어린이들의 성장에도 문제를 초래할 수 있다.

그 외에도 전자기장이 일으킬 수 있는 일반적인 증상으로는 나른함, 불면증, 신경예민, 두통 등이 있다. 모두 전자기장이 체내 멜라토닌 호르몬 합성을 방해해서 빚어지는 현상이다.

그리고 이 같은 현상이 방치된 채 전자기장이 지속적으로 신체에 작용하면 백혈병, 임파암, 뇌암, 중추신경계 암, 유방암, 치매, 유산 및 기형아 출산 등의 심각한 상황을 낳을 수 있다.

앤 루이스 기틀먼은 "휴대전화 사용량이 2000시간을 넘은 환자들 가운데 휴대전화를 주로 접촉하는 쪽 머리에서 악성 종양이 발생할 위험이 반대쪽보다 240%나 높고, 하루 몇 시간씩 휴대전화를 한쪽 손으로만 드는 습관을 가진 사람한테서 희귀한 이하선종양의 발생 비율이 50% 높으며, 임신기간 중 휴대전화를 사용한 엄마한테서 태어났거나 7세 이전부터 휴대전화를 사용하기 시작한 아동은 과잉행동 증세나 감정과 행동조절 장애를 겪는 확률이 일반 아동에 비해 80% 높다. 인도에서 실시된 한 조사에 따르면 하루 60분씩 4년 동안 휴대전화를 쓴 사람들의 청신경聽神經 세포 중 약 40%가 DNA 손상을 입었다"고 분석했다.

또 김덕원 교수는 전자공학회지에 발표한 〈각종 전기기기 및 생활 주변에서의 60Hz 전자기장〉에서 "전자기장은 대부분 거리에 따라 급격히 감소하므로 가능한 일정 거리 이상 떨어져서 전기기기를 사용하는 것이 좋다. 또한 사용하지 않는 전기기기는 플러그를 뽑아놓아야 한다. 전원이 제대로 접지되어 있으면 플러그를 콘센트에 연결하고 스위치를 켜지 않아도 전기장이 거의 발생하지 않으나, 우리나라의 전원은 대체로 접지가 제대로 안 되어 있는 경우가 많아서 플러그를 뽑아놓아야 전기장이 발생하지 않는다"고 설명했다.

집에서 전자기장을 줄이는 구체적인 방법으로는 "전기공사 시 접지를 제대로 하는 것이다. 실제로 많은 가정에서 접지단자가 없이 2개의 구멍만 있는 콘센트를 쓰고 있다.

또한 취침 시에는 특히 머리 부근으로부터 전자제품을 멀리하며, 그것이 불가피하면 플러그를 뽑아두어야 한다. 특히 전기매트, 전기온돌, 전기장판 등 장기간 밀착하여 사용하는 제품은 사용 30분 전에 작동시켜 온도를 높인 뒤 취침 시에는 스위치를 끌 뿐만 아니라 플러그도 뽑는 것이 좋다"고 김교수는 주장한다.

또한 "전기면도기도 신경 써서 사용해야 할 제품이다. 전기면도기는 얼굴에 밀착시켜 사용하므로 전기매트와 비슷하게 우리 몸에 전자기장의 영향을 많이 주는 제품이다. 따라서 전자기장이 교류전원용 면도기에 비해 약한 건전지용 면도기를 쓰는 것이 바람직하다"고

주거환경과 건강

주장하고 있다. 김덕원 교수가 주장하는 전자파 관련 주의사항을 요약하면 다음과 같다.

강력한 모터가 달려 많은 전력을 소모하는 헤어드라이기도 강한 전자기장을 방출하는 만큼 스위치를 가급적 가장 낮은 단계(low)로 세팅하고 가능한 한 머리와 거리를 두고 사용한다.

전자레인지는 전자파의 일종인 마이크로파를 사용해 조리를 하기 때문에 작동시 적어도 2m 정도의 거리를 두어야 안전하다. 그러나 전자레인지는 작동하지 않는 상태에서도 극초단파 발생 장치인 마그네트론이 항상 예열 상태에 있고 이로 인해 강한 자기장이 발생하므로 가급적 구석진 곳에 놓고 쓰는 것이 좋다. 전자레인지도 사용하지 않을 경우에 플러그를 뽑아두어야 한다.

전기스탠드 역시 장시간 몸과 가까운 위치에 놓고 사용하는 제품 중의 하나다. 특히 전기스탠드 몸체에 있는 변압기에서 전자기장이 많이 만들어진다. 백열전등이 삼파장이나 형광등에 비해 훨씬 약한 전자기장을 발생시킨다는 것도 알아둘 필요가 있다.

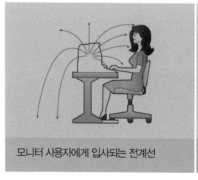

모니터 사용자에게 입사되는 전계선

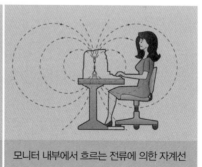

모니터 내부에서 흐르는 전류에 의한 자계선

고압의 전류를 이용하는 음이온 발생 장치와 강력한 모터가 달린 공기청정기 역시 강한 자기장을 만들어내기 때문에 가능한 한 구석진 곳이나 높은 곳에 설치한다. TV는 어느 정도의 거리에서 시청을 하므로 별 문제가 안 된다. 그래도 TV 모니터와의 거리를 적어도 1m 이상은 유지해야 한다.

그리고 멀티탭의 경우에는 금속 접지단자가 있는 것을 사용해야 한다. 그래야 전원 접지가 유지되어 전기기기에서 전기장 발생을 크게 줄일 수 있다

한편 요즘 가장 문제가 되는 휴대폰을 한번 살펴보자. 휴대폰의 전자파는 주파수가 800MHz~2GHz인 마이크로파로 안테나에서 집중적으로 방출된다. 따라서 안테나가 얼굴에 닿지 않도록 주의해야 한다. 안테나를 뽑아 사용하면 뇌에 가해지는 전자파를 반으로 줄일 수 있다.

지하철을 타면 반대편에 앉아 있는 7명 중 4명 이상이 휴대폰으로 통화를 하거나 게임을 하고 드라마를 시청하고 있는 것을 쉽게 볼 수 있다.

앤 루이스 기틀먼은 "휴대전화의 전자파는 뇌종양, 청각장애를 유발하고 청신경세포를 죽일 수 있기 때문에 전기 차폐용 커버를 씌운 채 갖고 다녀야 하고, 통화보다는 문자 메시지를 주로 이용하며, 반드시 핸즈프리를 써야 한다. 또한 운전 중엔 전화나 문자 모두 금하고, 침실에는 전화기를 두지 않도록 한다. 무차별적으로 쏟아지는 통화와 문자는 아이의 몸을 관통하는 무선파의 화약고라고 할 수 있

으므로 처음부터 전화기를 지갑과 책가방 속 깊숙이 넣고 다니도록 하라"고 충고한다.

냄새도 형체도 없이 우리들 생활주변에 꽉 들어찬 전자 공해로 부터 우리들의 건강을 지키기 위해서 전자파 차단에 효과가 있는 산세베리아, 알로에, 빅토리아, 호야와 같은 식물 화분을 생활공간 주변에 놓아두는 것도 좋은 방법이 될 수 있다.

전자제품에 둘러싸이면 몸의 표면에서도 체내에서도 정전기 발생이 쉬워진다. 호리 야스노리(堀泰典)는《모든 병은 몸속 정전기가 원인이다》에서 "땅에 손을 대기만 해도 몸속 정전기가 빠져 나간다"고 주장하면서 "밭일을 하거나 맨발로 흙 위를 걷거나 바닷물에 젖은 모래사장을 걸으면 정전기가 잘 빠져 나간다"고 한다.

주말에 가족들과 함께 흙을 밟거나 모래사장을 거닐어보면 좋겠다.

아파트 주거의 문제점

아파트는 주택에 비해 전자파에 훨씬 많이 노출돼 있는 공간이다. 거실과 침실 바닥부터 보자. 우선 난방을 위해 보일러와 연결된 파이프라인으로 물이 흐르고 있다. 또 그 바로 아래 몇 cm도 안 되는 콘크리트 구조물을 사이에 두고 아래층 집 천장에 조명을 위한 전기선이 깔려 있다.

그리고 자신이 거주하는 아파트에도 역시 천장에 조명을 위한 전기선이 설치돼 있다. 또 바로 그 위에 위층 집의 보일러 배관이 있다.

거의 모든 아파트 구조가 이런 식이다. 따라서 아파트에 거주하는 사람들은 100볼트도 아닌 220볼트의 전기선에 의해 발생되는 전자기장이 걸려 있고 거기에 물이 흐르는 장치까지 더해놓은 공간에서 휴식을 취하게 되는 것이다.

건강한 사람은 잘 인식하지 못해서 모르고 지낼 뿐이지 아파트에서 생활하면 수면 중에 내 몸의 수분 성분 중에 많은 영양분이나 미네랄 등이 전자파에 의해서 극성을 갖고 뭉쳐지고, 그래서 장기적으로는 건강을 해치게 돼 있다.

시골의 단층집에서 사시던 부모님을 도시에 사는 자녀 집인 아파트로 모셔오면 하루나 이틀 정도 계시다가 시골집으로 가시겠다는 말씀들을 많이 하신다고 한다. 왜 그러실까. 아파트 층간에 형성된 전자파가 어르신들의 기혈순환을 방해해 왠지 몸이 불편해지셔서 그런 것이라고 보면 된다.

중병이나 난치병으로 투병하는 환자가 가족 중에 있다면 아파트 공간을 벗어나 병마와 싸우도록 해야 한다. 환자의 경우 아주 작은 양의 전자파에도 큰 간섭을 받을 수 있다. 그것이 어렵다면 전선을 천장이 아니라 벽면으로 매입해 전등을 벽에 설치하는 것도 한 방법이 될 수 있다.

옛날 초가집에서는 구들을 덥혀서 난방을 하고 전등이 아니라 천연 연료로 불을 켜고 살았다. 이러한 집에서 살면 전자파로 몸을 해치는 것을 방지할 수 있고, 대신 자연치유력을 얻어 질병을 예방할 수 있다.

우리 조상들은 집안 뜰에 사람의 키보다 큰 나무를 심지 않았다. 큰 나무가 내뿜는 숨이 집 안에서 잠을 자는 사람에게 안 좋은 영향을 줄 것을 염려하였기 때문이다. 더욱이 감나무처럼 '영'이 있다고 생각한 나무는 금기시했다. 인체에 해가 될 수 있다고 믿었기 때문이다.

그들의 사고방식이 고루할 진 몰라도 적어도 전자파에 둘러싸인 아파트에 사는 현대인들보다 더 몸에 좋은 공간에서 거주한 것만은 인정해야 한다.

3. 새집증후군

1) 새집증후군이란

주거용 건물의 건축자재나 벽지의 화학물질이 두통, 알레르기, 피부병, 코막힘, 호흡기 질환 등을 유발하는 현상을 가리켜 새집증후군이라고 한다.

새집증후군의 폐해를 막기 위해서는 천연 재료로 된 것을 사용해야 하나, 경제적인 부담이 문제다. 집 내부 공사 마무리를 할 때 쑥을 태워서 나오는 연기로 실내를 코팅하면 유해물질이 공기 중에 노출되는 것을 막을 수 있다.

옛날 선조들은 새집으로 이사하기 전날에 방마다 쑥불을 지펴서 연기를 냈다. 이러한 풍습에는 집안에 있는 잡귀를 물리친다는 액막

이적인 의미도 담겨 있지만, 그러한 풍습은 쑥 연기로 집안 구석구석을 코팅하여 냄새를 없애기 위한 행위였다. 그리고 축축한 곳에 핀 곰팡이도 쑥 연기로 물리쳤다. 건강을 위한 행위치고는 아주 과학적인 방법을 사용하였던 것이다.

쑥은 냄새를 없애는 데 아주 효과적이다. 한여름 재래식 화장실에서 분변 냄새가 코를 찌를 때 화장실 벽에 쑥을 잘라 걸어놓으면 화장실 냄새가 제거된다.

쑥불을 놓는 방법은 다음과 같다.

2) 쑥 태워 연기 내는 방법

① 쑥을 준비하여 줄기를 제거한다. 줄기를 태우면 화력이 세져서 화재의 위험이 있고 연기도 덜 나오게 된다.

② 천장에 있는 화재경보기를 비닐로 덮은 다음 테이프로 고정해서 화재경보가 작동되지 않게 한다.

③ 실내 공간에서 밖으로 난 창문과 문을 꼭 닫는다. 이중창이 아닌 홑창일 경우에는 쑥 연기가 실내에 가득 찬 다음 창밖으로 새어나가 주변에서 화재신고를 할 수도 있기 때문에 아파트 관리인이나 이웃에게 미리 방충할 목적으로 훈증한다고 알리는 것이 좋다.

④ 쑥 연기가 잘 퍼져나갈 수 있는 공간의 중심부에 커다란 대야를 갖다 놓고 쑥을 넣은 스텐 용기를 대야에 물 위의 배처럼

띄운 후 쑥에 불을 붙인다. 물 위에 놓는 이유는 쑥이 타면서 열기가 바닥을 태울 수 있기 때문이다.

⑤ 쑥을 태우면 쑥 연기가 공간 내의 모든 표면에 닿아 책상 위, 벽면, 전자제품 등 어느 곳에나 고루 쑥 진액이 균일하게 뿌려진다. 이렇게 코팅되면 새집증후군이 발생하지 않는다.

⑥ 실내 인테리어 공사를 하는 경우에는 작업하는 사람들이 하루 일을 마치고 돌아간 후 하루에 한 번씩 쑥 태우기를 하면 더욱 좋다.

새집증후군을 막기 위해선 쑥을 태워 연기로 코팅하는 것 외에 흙벽돌이나 한지와 같이 습도를 일정하게 조절할 수 있는 소재를 활용해도 된다.

3) 사례

상지대학교 재학생 중에는 사회생활을 하다가 다시 수능시험을 준비하여 한의과대학에 다니는 나이 많은 학생들이 많다. 이들 가운데 자신의 아이를 갓 지어진 유치원에 보내게 된 제자가 있었다.

그 제자는 아이의 건강이 염려되어 쑥을 가지고 학원장님을 찾아가서 매일 쑥을 태우면 새집증후군을 예방할 수 있다고 학교에서 배웠으니 그렇게 하자고 제안했다고 한다. 학원측은 그 제안을 받아들여 매일 인테리어 공사가 끝난 후 쑥 태우기를 했다.

인테리어가 끝나자 학부모들이 새롭게 바뀐 환경에서 자신의 자녀가 잘 지내는지 알아보려고 찾아왔다. 그런데 예상과 달리 페인트 냄새가 안 나고 눈이 맵거나 피부가 따갑지도 않다는 사실을 알게 됐다.

학부모들은 이구동성으로 새집증후군 없이 실내를 꾸미려고 얼마나 많은 돈을 썼느냐고 칭찬하며 안도하였다고 한다.

4. 흙과 멀어진 현대인

대체의학의 선구자로 일컬어지는 막스 거슨(Max B. Gerson) 박사는 "자연에서 멀어질수록 병에 가까워지고, 자연에 가까워질수록 병에서 멀어진다"는 말로 자연에 적응하며 생활하는 것이 질병의 예방과 치료에 있어서 얼마나 중요한지 설파했다.

현대인이 자연에서 멀어졌다는 것은 흙에서 멀어져 생활하고 있다는 얘기다. 특별히 시간을 내어 야외로 나가기 전에는 흙을 가까이할 수가 없는 것이 현실이다.

우리는 집을 나서면 아스팔트와 보도블록으로 덮여 숨을 쉬지 못하는 도로들 그리고 콘크리트 벽으로 둘러싸여 있는 공간에서 걷고, 일하고, 휴식을 취한다. 우리의 자녀들은 어떤가? 학교 운동장에서 뛰어놀 시간도 없고 좁은 놀이터에서 흙장난이라도 하고 나면 불결한 곳에서 놀지 말라는 엄마의 잔소리를 들어야 한다.

우리는 대부분 흙을 한 번도 접하지 못하고 하루를 보낸다. 그렇기 때문에 이름 모를 병들에 치여서 여기저기 병원 순례를 하게 되는 것이 아닐까?

한때 황토 흙이 몸에 좋다고 하여 황토로 만든 팩에서부터 황토방, 황토벽, 황토 온돌침대 등이 크게 유행한 적도 있다. 가정에서뿐만 아니라 사람이 활동하는 공간이 흙과 가까워질 수 있으면 국민의 건강이 크게 개선될 것이다.

아파트 단지 내의 놀이터에 청정한 시골의 흙을 농부가 객토하듯이 옮겨다 놓아서 아이들이 마음 놓고 흙장난을 하고 두꺼비집을 지으며 놀 수 있는 공간을 만들어주고 싶다. 시설이 좋고 평수가 넓으며 위치가 좋아서가 아니라 흙장난을 할 수 있는 놀이터가 있어서 명품 아파트로 명성을 얻게 되는 시대가 열리면 좋겠다.

어린 시절 저자는 시골에서 자라 축사를 자주 들랑거렸다. 언제부터인지 몰라도 가축의 분변을 쉽게 제거하기 위해서 축사 바닥을 콘크리트로 깔게 됐다. 이러다 보니 가축은 더위나 추위에 더 고통을 받고 땅과 멀어진 생활을 하여 항생제를 많이 먹거나 맞아야 하는 상황이 되어버렸다.

옛날에는 축사가 흙바닥이어서 돼지가 땅을 파서 먹기도 하고 흙을 뿌리는 장난을 하다가 세상 부러울 것 없이 편하게 다리를 뻗고 잠을 잤다. 흙바닥이기 때문에 분변도 흙에 중화되어 냄새가 심하지 않았다. 또한 분변에서 나오는 암모니아 가스가 흙 기운에 중화되어 가축이 이러한 유독가스를 들이마시지 않았다. 따라서 폐가 건강하여 항생제를 맞는 일이 적었다.

가축이나 사람이나 생활의 편의성을 쫓으면서 흙에서 멀어져 건강을 위협받고 있는 현실이 안타깝다.

건강을 위해서 황토로 만든 제품을 사용하는 것도 좋다. 하지만 근본적인 대책으로 먼저 토양부터 살리고, 또한 흙과 더불어 생활할 수 있는 공간을 만드는 노력부터 기울여야 할 것이다.

흙의 특성 중에 모든 물질을 분해하여 흙으로 되돌려놓는 중화 능력이 있는데, 이를 한의학에서는 토土의 기운이라 한다. 현대적인 용어로는 해독기능이라고 이해할 수 있다.

건강을 유지하기 위하여 황톳물을 한번 만들어 마셔보면 어떨까. 황톳물은 첫째 몸에 부족한 미네랄을 섭취할 수 있게 해주고, 둘째로 각종 독으로 오염된 신체를 중화시켜 해독해준다.

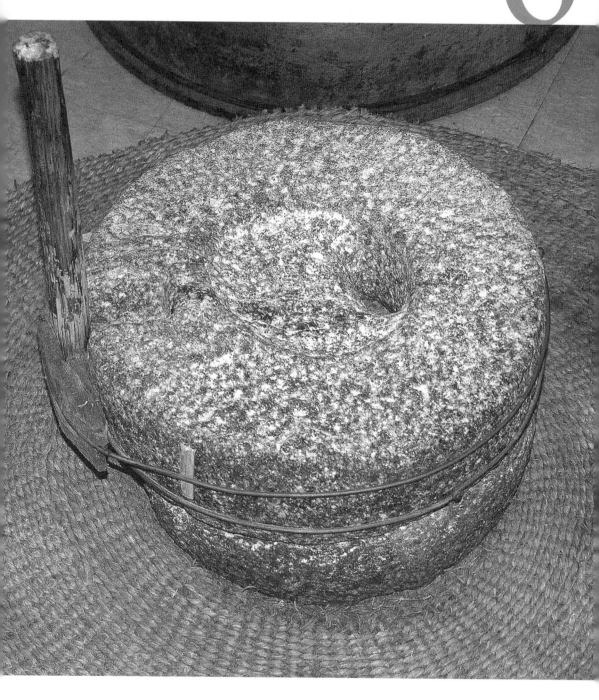

선조들의 삶이 과학이다

1. 볏짚과 더불어 살았던 선조들의 지혜

우리 민족은 곡식과 채소를 주식으로 하여 생활해왔다. 이른 봄에 볍씨를 모판에 뿌려 싹을 틔운 모종을 논에 옮겨 심는 벼 심기를 시작으로 논에 물을 넣었다 빼내기를 반복하면서 가을이면 벼가 영글어 추수한다.

벼를 베고 쌀알을 탈곡하면 나오는 볏짚은 집 주변에 갈무리지어 쌓아놓고 일상에서 여러 가지 용도로 사용하거나 추수한 논에 뿌려놓아 이듬해 지력을 높이는 퇴비로 사용했다.

어느 곳을 가든 볏짚이 풍부하였던 까닭일까? 선조들이 볏짚을 이용한 예는 무수히 많다. 그 이유를 이해하고 볏짚을 사용하면서 좋은 점들을 잘 계승 발전시켜 환경 친화적인 자연을 만들고 그 속에서 모든 사람이 건강한 삶을 영위할 수 있으면 좋겠다.

볏짚의 거칠거칠한 표면은 뭔가 잘 닦아내는 데 유용할 것 같지 않은가? 그렇다. 초등학교 어린 시절에 어머니께서는 설, 추석이나 제 삿날이 되면 찬장 깊은 곳에 보관하였던 놋쇠 그릇을 꺼내서 표면에 얼룩져 있는 녹을 없애는 데 볏짚을 사용하셨다.

볏짚을 한 움큼 집어서 그릇의 안과 밖을 힘주어 문지르면 반짝반짝 윤이 나는 그릇으로 탈바꿈하는 모습이 아직도 기억난다. 그때는 요즈음과 같이 흔한 세제라는 것이 없었던 시절이니, 가정에서 쉽게 구할 수 있으면서도 청결하게 그릇의 때를 닦아낼 수 있었던 볏짚이야말로 귀중한 생활용품이었다.

어디 그뿐인가. 수돗물이 없었던 그 시절에 물은 동네 한가운데에 있는 공동우물에서 길어다가 사용했다. 이때 집의 부엌 한쪽에 큰 항아리를 하나씩 놓아두고 동네 우물물을 길어다가 부어놓고는 필요할 때 바가지로 퍼서 썼다. 항아리에 물이 비면 안쪽에 낀 미끄덩거리는 물때를 제거할 때에도 볏짚 한 움큼을 사용했다. 이러한 볏짚의 물성은 우리 몸에도 그대로 적용된다.

오랫동안 사용한 고무호스 안쪽에는 물때가 끼기 마련이다. 정갈하게 잘 사용하고 관리해도 어느 정도 물때가 끼는데, 마찬가지로 우리 몸의 위장관에서도 다 연소되지 못하여 나는 그을음과 같은 찌꺼기가 생긴다. 게다가 육식을 많이 할수록 식도에서 위장, 소장, 대장과 항문에 이르는 고무호수처럼 생긴 위장관의 내벽에 많은 찌꺼기가 낀다.

이러한 찌꺼기를 잘 벗겨내야만 위장관이 건강하게 기능을 유지할 수 있는데, 이때 볏짚이 아주 효과적이다. 볏짚의 거친 표면이 갖고 있는 물리적인 성질 때문만이 아니라 볏짚은 삭혀내는 효능도 있기 때문이다.

메주를 띄우거나 청국장을 만들 때 볏짚을 사용하는 것이 그 예라고 할 수 있다. 그러니 오래 묵은 때를 벗겨내는 데 이보다 더 좋은 것이 없다. 물론 볏짚에서 발효를 도와 청국장을 만드는 데 중요한 역할을 하는 미생물이 고초균枯草菌이란 사실이 밝혀져 이제는 볏짚 대신 이 미생물을 적당히 배양하여 사용하고 있기는 하지만 말이다.

게다가 한의학 이론 가운데 '중공자中空者는 통리通利한다'는 말이 있다. 물체의 가운데가 관管 모양으로 구멍이 뚫려 있는 것은 잘 소통되게 하고 이뇨를 잘 시키는 기능을 갖고 있다는 뜻이다.

볏짚의 잎을 떼어내다 보면 안쪽에 빨대 모양의 노란색을 띤 관이 드러나는데, 중간이 비어 있다. 그러니 볏짚의 대롱은 관이 막히거나 잘 소통되지 않을 경우에 이를 원활하게 하는 기능을 하는 것이다.

이상과 같이 볏짚은 표면이 거칠거칠하고 발효시키는 효능을 지니면서 소통을 잘 시키는 기능까지 갖췄으니, 음식을 먹고 체滯해서 배가 아프고 설사를 할 때 좋은 효과를 낼 수 있으리란 짐작이 간다.

이렇게 몸이 불편할 때 선인들이 볏짚을 이용한 예가 있나 알아보았다. 아니나 다를까 옛날 할머니들께서는 배가 아파서 울고 보채는 어린 손자에게 볏짚의 대롱을 물에 끓여서 입에 흘려 넣어주었다는 사실을 알게 됐다. 이 물을 먹고 나면 칭얼대고 보채던 아이가 스르르 잠에 빠져들면서 모든 문제가 해결되었던 것이다.

볏짚에는 쌀을 영글게 한 통로로서 쌀의 곡기穀氣가 남아 있어서 볏짚을 씹으면 단물이 우러나온다. 볏짚 끓인 물은 단맛이 나서 어린아이도 안 먹으려 떼를 쓰지 않는다. 이 얼마나 지혜로운 치료방법인가? 해열제를 먹이고 복통 및 설사에 쓰는 약을 먹이는 번거로움이 없이 아이를 깨끗하게 치유하였던 볏짚은 집 밖에 나서기만 하면 얻을 수 있는 민초들의 양약良藥이었던 것이다.

옛날에 농사짓는 시골에서 가장 부유한 집은 소를 키우는 집이던 적이 있었다. 힘센 소를 이용하여 밭이나 논을 깊게 갈아엎어서 작물이 잘 자라게 할 수 있었다. 송아지라도 낳으면 그 송아지를 팔아서 집안 기둥인 자녀의 대학 등록금으로 주었으니 우골탑牛骨塔이란 말이 생겨날 정도로 소는 집안의 보물덩어리였다.

그러한 소를 건강하게 하기 위해서는 무엇보다도 잘 먹여야 했다. 소가 먹는 먹이가 여물이다. 아궁이의 큰 솥에 곡류들과 물을 넣고 거기에 볏짚을 적당한 크기로 썰어서 넣은 후 불로 가열하면서 열심히 저어주면 냄새도 구수한 여물이 만들어진다.

이때 볏짚은 왜 넣었을까? 소는 반추위를 가지고 있어 되새김을 한다. 먹이를 잘 소화시키기 위해서는 섬유질이 필요하였으며, 그것도 중공中空이 있고 표면이 거칠한 볏짚이 제격이었다. 물론 사료의 양도 줄이는 이점도 있었다. 게다가 볏짚에는 쌀을 만들고 남은 단맛이 나는 영양소가 남아 있기 때문에 금상첨화였다.

최근에는 소의 성장과 건강을 위해 과학적으로 영양분의 비율을 조성해서 만든 사료를 먹인다. 하지만 소의 소화력에 문제가 생길 것을 우려하여 볏짚을 함께 먹이고 있다는 사실도 잘 알려진 내용이다.

그런데 볏짚을 먹은 소가 볏짚을 먹지 않은 소보다 육질이 훨씬 더 부드럽다고 하니 옛 어른들께서 소에게 볏짚을 먹인 아주 다양한 이유를 알 수 있지 않은가.

꽤 유명한 음식점의 화장실을 가면 가글이라는 액체를 용기에 보관하여 고객들이 사용할 수 있도록 한다. 이는 음식을 먹은 후 입안의 청결을 위해 사용하는 구강세척제이다. 이 가글을 양치물처럼 입안에 넣고 있다가 뱉어내면 이빨 표면에서 뽀도독하는 소리가 나게 닦아주고 입 냄새를 없애주기도 한다.

이러한 구강청결제가 자연에서 얻는 생약으로 만들어진다면 얼마나 좋을까 하는 생각이 있었다. 마침 후배 교수가 한약재를 이용한 구강청결제를 만들어보자고 제안해와 한동안 고민하면서 순수한 천연물을 원료로 열심히 가글을 만들어보았다.

그 결과 구강 청결과 입 냄새 제거의 기능이 있을 뿐만 아니라 구강 내 세균을 사멸시켜 목구멍이 따끔거리면서 감기 기운이 있는 인후염 초기 상태를 치료하는 효능까지 갖춘 새로운 가글을 만들었다.

저자는 2006년 여름 벼의 나락이 패기 직전인 중복 때 벼를 베어 1차로 도갱(稻粳 : 벼의 줄기와 잎으로 도초稻草라고도 한다. 위를 편안하게 하고, 기운을 아래로 내려가게 하고, 소화가 안 되어 덩어리진 음식물을 삭혀내는 효과가 있다)을 구하고 난 후, 잘라낸 벼의 뿌리에서 새로 나온 싹을 키워 가을 추수 때쯤 30~40센티미터 정도로 큰 도갱을 두번째로 수확하는 이모작을 해봤다.

이렇게 얻은 도갱은 낱 알갱이가 영글어 추수한 뒤 얻은 도갱보다

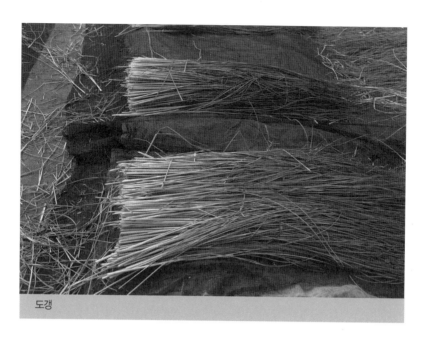
도갱

더 맛이 달착지근하고 효과도 좋았다. 물론 농약을 사용하지 않는 논에서 얻은 볏짚을 이용해야만 한다.

앞으로 농산물이 개방되면서 쌀값이 폭락하여 쌀농사를 짓는 농민들의 시름이 커지리라고 걱정을 많이 한다. 이 경우에 쌀을 생산하는 것이 아니라 볏짚을 이모작으로 생산하여 약용으로 사용한다면 경제적인 이익을 증대시킬 수 있을 것이라고 생각해본다. 저자들은 이에 대해 꾸준히 연구하여 그 생각이 실현되도록 노력할 것이지만, 이에 관심 있는 다른 학자들의 연구도 기대해본다.

2. 생활 주변에서 볏짚의 사용

멍석	오래 전부터 우리 조상들은 분만에서 죽음에 이르는 모든 행사에 볏짚을 유용하게 사용하여 우리 민족의 우수성을 나타내는 전통문화로 자리 잡게 했다.

옛날에 임신부는 자신이 먹고 자고 생활하던 공간에서 출산 경험이 많은 어른의 도움을 받아 집안에서 분만했다. 낯설지 않은 공간에서 분만하기 때문에 산모는 정신적인 긴장을 덜 하므로, 자궁을 수축시켜 태아를 산도로 밀어내는 호르몬의 분비가 잘 이루어져 난산을 피할 수 있었다. 그래서 최근에 시간 및 경제적으로 여유가 있는 산모인 경우에 미리 본인이 분만할 병의원에 입원하여 그곳의 환경에 적응하는 시간을 갖는 것이 유행이다.

옛날에 집에서 출산할 때 산실의 방바닥은 볏짚으로 만든 멍석이 깔려 있었다. 멍석은 구멍이 숭숭 뚫려 있어 방바닥과 통기가 잘 된다. 또한 볏짚 자체가 습기를 잡아먹었다가 내뿜기를 반복하여 습도를 조절하는 작용이 있어 쾌적한 느낌을 준다. 아울러 볏짚에서 분비되는 물질이 다른 균들의 번식을 막아 위생적인 환경을 제공한다. 이러한 효과 때문에 볏짚을 사용하였던 것이다. 이는 농경문화에서 주변으로부터 쉽게 볏짚을 구할 수 있었던 것과도 무관하지 않다.

이와 같이 산모는 방안에 깔려 있는 멍석 위에서 분만하고, 멍석은 산모가 몸을 굴려 옮겨 누울 때 관절에 전혀 무리가 가지 않도록 해주어 산후 회복에 최고로 좋은 조건을 제공해주었으니 일석이조가 아닌가? 분만 후 볏짚 위에 있는 분만 부산물들을 씻어내기도 용이하였으므로 옛 조상들이 볏짚을 이용한 삶의 지혜가 바로 멍석이다.

집에서 분만하고 나면 볏짚으로 만든 새끼줄에 숯, 고추, 한지종이와 소나무를 끼워 넣은 삼줄을 만들어서 대문에 내걸어 아기가 태어났음을 알리고 외부인의 출입을 삼가게 하여 아기의 건강을 도모했다. 초상집의 대문 앞에도 저승사자들을 대접하려고 정성들여 장만한 음식과 볏짚으로 만든 짚신을 내어놓는 풍습이 있었다. 태어날 때부터 죽을 때까지 볏짚이 생활 주변에 존재하였던 것이다.

가을에 추수한 곡식들을 건조시킬 때에도 멍석은 매우 유용하다. 요즘처럼 비닐 위에서 고추를 말리면 비닐에 닿는 아래 부분은 전혀 마르지 않아 수분이 많고 위는 너무 건조해져 색과 맛이 달라진다. 반면 멍석 위에서 고추를 말리면 바닥에서도 공기의 소통이 원활하게 이루어져 균일하게 건조됨으로써 색과 맛이 좋아진다. 또한 볏짚의 연화軟化 기능이 작용하여 어떤 농작물이라도 소화가 잘 안 되는 성향을 제거할 수 있는 장점이 있다.

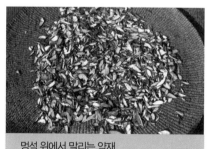

멍석 위에서 말리는 약재

콩 역시 추수하여 아무 곳에다 말린 것이 아니라 반드시 멍석 위에서 말렸는데, 콩이 잘 분해되어 인체에 잘 흡수되도록 하기 위한 전 조치라고 볼 수 있다. 이렇게 우리 조상들은 멍석에 여러 가지 효과가 있다는 사실을 잘 알고 활용했다.

한의학에서는 생지황을 막걸리로 9번 찌고 말리기를 반복하여 숙지황을 만든다. 생지황이 숙지황으로 되는 과정에서 숙지황을 어디다 놓고 말리느냐에 따라 또한 약성이 달라진다. 숙지황을 볏짚으로 만든 멍석에서 말리면 숙지황 전체가 균일하게 잘 마를 뿐만 아니라 숙지황의 잘 소화되지 않는 약성이 잘 소화되는 약성으로 바뀐다. 지금은 대부분 온풍 건조기로 말리고 있으니 옛날 숙지황이 아닌 셈이다.

이토록 유용하게 쓰였던 멍석이 요즈음에는 우리의 생활 주변에서 찾아보기가 힘들다. 이러한 현상은 건강한 식재료의 생산에 많은 문제가 대두되는 현주소를 알려주는 척도가 아닌가 싶다.

짚신

사람의 몸에 있는 기운과 땅의 기운이 만나는 중요한 부분이 발바닥이다. 맨발로 땅을 밟아보면서 어떤 기분이 드는지를 경험해보면 이론이 필요 없이 느낌으로 그 중요성을 알 수 있다.

사람은 항상 자연의 기운과 서로 영향을 주고받으면서 조화를 이루어야 비로소 건강한 삶을 영위할 수 있다는 것이 한의학의 기본이론이다. 땅의 기운은 계절이 바뀜에 따라 변화하고 이러한 지기地氣

의 변화에 따라 인체도 대응하여 변화함으로써 자연과 멀어지지 않고 지낼 수 있다.

땅과 아스팔트를 밟아보면 발에서 오는 느낌의 차이가 확연하다. 이는 발바닥을 통해 땅의 기운과 충분히 교감하는 생활과 그렇지 못한 생활 간의 차이다.

우리 조상들이 신고 다녔던 짚신은 매우 자연친화적인 신발이다. 비가 오는 날에 젖는 불편이 있었더라도 말이다. 요즈음과 같이 꽉 조이거나 밑창이 두꺼운 신발을 신고 생활하면 체내에서 위쪽과 아래쪽의 순환을 통한 조화뿐만 아니라 신체와 자연의 교감을 통한 조화도 잃어 건강을 잃게 된다.

흙벽돌

쌀농사를 지었던 옛날에 집을 지으려면 주변에서 구해온 황토에 적당한 크기로 절단한 볏짚을 넣고 물로 반죽한 후 고형 틀에 넣어 외형을 만들었다. 그런 다음 이를 건조시켜 흙벽돌을 만들어 집을 지었다.

아궁이와 구들로 표현되는 온돌방을 만들 때에도 황토와 볏짚을 사용했다. 볏짚은 흙을 단단하게 결속시켜 줄 뿐만 아니라 흙에 사는 미생물이 원활하게 산소 공급을 받도록 해주어 흙이 살아 숨 쉬게 된다.

아울러 담장에도 황토를 사용했다. 주변의 황토로 흙벽돌을 만들고 이를 쌓아올린 다음 볏짚으로 만든 이엉을 덮어서 담장을 만들었다. 이렇게 만든 담장이 자연에서 불어오는 바람을 맞으면 풍화되어 흙에 있는 독성들이 사라진다. 이러한 황토로 지장수를 만들어 먹기도 했다.

황토와 볏짚이 어우러진 흙벽돌은 보습 및 보온 효과가 뛰어나고 자연친화적으로 지기地氣를 받을 수 있는 장점이 있다. 이와 같은 흙벽돌로 만든 토담길을 민속촌에나 가야 볼 수 있는 현실은 아쉽기보다는 안타까운 것이다.

초가집 굼벵이

초가집은 볏짚을 엮어서 지붕 위에 겹겹이 쌓아 비와 눈을 피하게 하는 구조물인데, 볏짚의 용해작용은 해삼을 녹여낼 정도이고 볏짚을 태워서 만든 양잿물은 세탁에 쓰였을 정도다.

오래 묵은 초가집에 겨울이면 고드름이 열어서 주렁주렁 매달린다. 오래된 초가집일수록 고드름의 색깔이 누런색이 되는데, 이는 볏짚이 발효되어 생긴 물이 얼기 때문이고 이 물은 여러 가지 종양을 치료하는 효력이 있다.

초가집 지붕 속에 사는 굼벵이가 땅속에 있는 굼벵이보다 부드럽고 독성이 적다. 흙에 사는 굼벵이는 흙에 있는 수많은 미생물과 대처하기 위해 보호물질을 많이 분비해 놓을 수밖에 없는데 반해 지붕 위에 올려져 삭혀진 볏짚 속에는 흙에 있는 균들이 적기 때문에 이곳에서 크는 굼벵이는 굳이 독성의 보호물질을 많이 만들어 낼 필요가 없기 때문이다. 초가지붕에서 성장한 굼벵이는 약용으로서 특별한 가치가 있으므로 이에 대한 집중적인 연구가 이루어지기를 기대한다.

땔감으로 쓴 볏짚

볏짚은 아궁이에 불을 땔 때 불소시게로 그리고 땔감으로도 사용됐다. 볏짚이 잘 타기도 하였지만 땔감이 부족해서이기도 했다. 아울러 볏짚은 일정하게 낮은 온도를 유지할 목적으로도 사용됐다.

더욱 중요한 점은 볏짚을 태울 때 나는 연기를 쐰 물질은 부드럽게 연화된다는 것이다. 볏짚을 태운 연기가 훈燻하는 역할이 있어 연기를 쐰 음식 재료들은 잘 상하지 않아서 오래 보관할 수 있었다. 지금과 같은 냉장고가 없었던 옛날에는 훈제燻製방법을 이용하여 음식물을 오랫동안 보관했던 것이다.

일상에서 볏짚으로 훈제한 좋은 예가 메주다. 메주를 만들 때 아궁이에 불을 지펴 콩을 삶는데, 이때 다른 땔감을 쓰지 않고 반드시 볏짚을 사용했다. 적당한 온도의 화력을 얻음과 동시에 볏짚을 태우면서 생긴 연기가 삶은 콩에 베어 들어가게 하려는 두 가지 목적이 있었던 것이다.

요즈음 시판되는 청국장이나 된장에 대해 업체들은 전통적인 방법으로 만든 제품이라고 선전한다. 그러나 콩을 삶을 때 가스 불을 사용한다면 '전통 방법'이란 수식어를 빼야 한다. 그렇지 않으면 소비자를 기만하는 행위가 된다.

옛날 선인들은 주변의 땅에서 기른 콩을 수확하여 볏짚으로 만든 멍석 위에서 적당히 말린 다음, 볏짚으로 만든 가마니에 넣어 보관하다가, 볏짚을 태워 콩을 삶는 과정을 거쳤다. 멍석과 가마니에서 콩에는 무슨 일이 일어났을까?

멍석 위에서는 통기가 잘 되기 때문에 멍석 바닥에 닿는 부분도 잘 건조된다. 또한 볏짚은 습기를 내기도 하지만 빨아들이기도 하여 콩은 적당한 습도로 건조된다. 아울러 볏짚이 갖고 있는 균과 연화작용에 물들어서 콩은 다른 모습으로 빨리 변화할 수 있는 훈련이 되어 있는 상태가 된다.

가마니 역시 바람이 잘 들어오고 나갈 수 있는 구조로 되어 있어 콩을 보관하기에 적절했다. 멍석 위에서처럼 콩은 가마니 속에서도 변화를 거듭한다. 그러다가 볏짚 불기운에 익혀지고 그 연기에 훈제되어 훌륭한 콩 단백질을 줄 수 있는 상태로 변화되는 것이다.

요즈음 간혹 볏짚 삼겹살이란 간판을 내건 음식점이 눈에 띈다. 볏짚 삼겹살은 어떻게 만드는지 궁금하여 얼마 전에 음식점에서 시켜

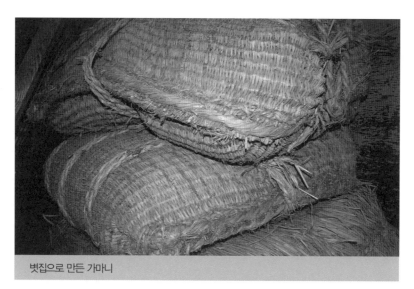
벗짚으로 만든 가마니

먹어본 적이 있다. 삼겹살이 식탁에 오르기 전에 식당 한쪽에서 볏짚을 태우고 그 위에 삼겹살을 한 번 그슬린 다음 손님에게 주는 것이었다. 기름기와 고기 냄새가 덜 하고 꼬독꼬독 씹히는 맛이 별미였는데, 볏짚을 태우면 가스불보다 고열이 나서 삼겹살의 기름을 쫙 빼주는 효과가 더해지기 때문이다.

볏짚 태운 재

옛날에는 아궁이에 볏짚을 태워서 나는 열로 큰 가마솥에 밥을 짓기도 하고 소여물을 끓여주기도 했다. 볏짚이 타고 남은 재는 밭에 퇴비로 사용했다. 볏짚 태운 재를 시루에 안치고 그 위에 물을 부으면 물이 흘러내리는데, 이러한 잿물은 빨래를 하는 데 사용했다. 옛날 어머니들은 잿물로 빨랫감을 눈같이 깨끗하게 세탁했다.

볏짚은 제초제

가을 추수가 끝나고 휑하게 빈 들판에는 부지런한 농부가 볏짚을 뿌려놓는다. 추운 겨울 따뜻하게 지내라고 이불을 덮어주듯이 정성들여서 골고루 잘 덮이게 볏짚을 흩트려 놓는다. '퇴비를 하는 것도 아닌데 왜 볏짚을 뿌려주는가?'라는 의문을 갖은 적이 있다.

은행나무가 무성하게 자라는 주변에 가보면 잡초가 거의 없는 것을 볼 수 있다. 은행나무 잎에서 분비되는 물질들이 다른 풀들이 자라지 못하게 하기 때문이다. 다른 나무들도 잎이 떨어져 있는 곳을 보면 한결같이 잡초들이 범접犯接하지 못하는 현상을 볼 수 있다.

모든 식물은 자신을 보호하려고 잎이나 껍질에 많은 기능성 물질들을 가지고 있다가 분비하는데, 이러한 분비물에는 항생 물질도 있고 자기 개체 이외의 다른 식물들이 자라지 못하게 하는 물질들이 들어 있다.

볏짚도 그러한 물질들을 분비하여 땅에 있는 다른 잡풀들이 이듬해에 번식하지 못하게 한다. 옛날에 썼던 제초제인 셈이다. 얼마나 지혜로운 농사방법이었나를 다시 생각하면서 볏짚의 무한한 용도에 감탄하지 않을 수가 없다.

홍어에 사용한 볏짚

홍어는 항아리 바닥에 돌을 놓은 다음 볏짚을 깔고 그 위에 홍어를 놓고, 다시 볏짚을 깔고 홍어를 놓는 방법으로 삭힌다. 홍어를 베주머니에 넣어서 볏짚 속에 넣어두는 방법도 활용하였다고 한다. 어떤 방법이든 볏짚이 덩어리진 것을 잘게 쪼게 버리는 성질과 딱딱한 것을 부드럽게 하는 작용을 이용한 조상들의 지혜가 담긴 우리의 전통 음식 조리법이다.

3. 황토 아궁이와 흙벽돌 담장이 있는 초가집

황토와 볏짚이 어우러진 흙벽돌은 보습 및 보온 효과와 해독 효과가 뛰어나고 자연친화적으로 지기를 받을 수 있는 이점이 있다.

지붕을 볏짚으로 만들어 올리고 구들돌을 달궈서 난방을 하는 초가집을 지어 흙벽돌로 담장을 쌓

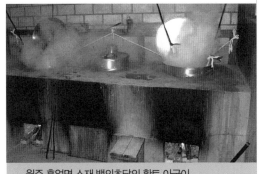

원주 흥업면 소재 백의초당의 황토 아궁이

고 싸리문을 달면 집 안과 밖의 기운이 잘 통하고 항상 땅의 기운과 하늘의 기운이 교감하는 가운데 살 수 있다.

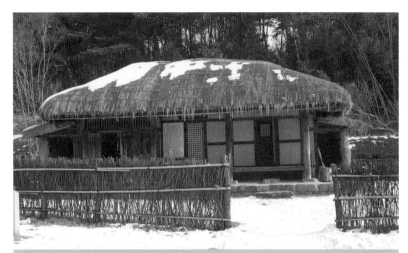

만해 한용운 선생님 생가 초가집 (충남 홍성군 결성면 성곡리)

　그러면서 주변 텃밭에서 직접 기른 채소 등 매 식사 때마다 생명력이 살아 있는 먹을거리로 소식蔬食, 소식素食과 소식少食을 실천하여 음식으로 병을 다스릴 수 있다면 그 얼마나 좋을까.

　또한 짚을 이용하여 여러 가지 기구를 만드는 학습의 장을 열고 농악, 전통혼례 등 매일 다른 볼거리를 제공하는 친환경 마을이 있다면. 그렇게 살면서 어려운 병자를 전통한의학적 방법으로 치료하는 치유 마을을 만들어보는 것이 저자들만의 꿈일까.

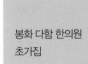

봉화 다함 한의원
초가집

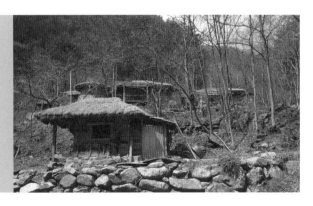

4. 안마당 쓸기

어릴 적에 할아버지께서는 내가 제사를 지내줄 장손이라고 많이 예뻐해 주셨다. 그러다 보니 어떠한 잘못이 있어도 "허허 이 녀석이..."하고 말꼬리를 흐리곤 하셨다. 그런 할아버지에게 크게 꾸중을 들은 적이 있다.

안마당에 빗질하여 모아놓은 쓰레기를 내가 밖에 내다버린 것이다. 뭐가 잘못되었는지를 몰라 하고 있을 때 할아버지께서는 "안마당의 쓰레기는 뒷간에 버려야 된다"고 말씀하셨던 것이 지금도 기억난다. 왜 그렇게 해야 하는지를 설명해주지 않으신 채 순식간에 일어난 일이어서 어린 나로서는 크게 마음이 상했다.

거름을 하기 위해 분변을 사는 데도 맛을 보고서야 샀다는 개성상인의 후예이셨던 할아버지께서는 성정이 급하시고 자상한 면모가 없는 분이시긴 하였어도 장손이라고 끔찍이 생각해주었는데, 그렇게 노여워하실 수 있을까 하는 생각이 있었다.

안마당에는 이웃동네에서 농기구를 빌리러 온 사람의 발걸음, 외부의 소식을 전하러 온 집배원의 발걸음, 밭에서 일하고 돌아와 하루 품삯을 받으러온 아주머니의 발걸음 등이 남아 있다. 그러한 발걸음에는 신발에 붙어 있다 떨어져 나온 흙들이 있어 안마당에는 각처에서 번식하는 미생물들이 모여 있다.

그래서 안마당의 쓰레기를 재래식 화장실에 버리면 인분이 발효되는 과정에서 수많은 미생물들이 합세하여 분해가 더 잘 되어 토양을 비옥하게 할 수 있다. 저자는 이러한 사실을 장성하여 알게 됐다. 옛날 어른들은 흙의 중요함을 그렇게 깊이 이해하고 계셨던 것이다.

우리에게는 흙으로 두꺼비집을 짓거나 흙을 물에 이겨 모양을 만들면서 놀았던 어린 시절이 있었다. 요즈음 어린이들은 영양이 풍부한 음식을 잘 먹고, 좋은 의복을 입고, 외풍 하나 들어오지 않는 좋은 주거환경에서 산다. 그럼에도 감기라도 걸리면 이겨내지 못하고 소아과나 이비인후과를 전전하면서 한 달씩을 보내는 일이 흔한 이유는 무엇일까?

흙장난을 하면서 다양한 미생물들과의 접촉을 통해 예방주사를 맞은 것 같은 효과를 본 50대의 우리들과 달리, 요즈음 아이들은 이러한 기회를 송두리째 빼앗겨버린 점과 연관이 있는 것은 아닐까하는 생각을 해본다.

우연히 TV 채널을 돌리다가 아파트 단지 내의 놀이터에 있는 흙에서 중금속이 나오고 세균이 득실거린다는 보도를 본 적이 있다. 이 보도를 접한 어머니는 흙장난을 하고 오는 자녀를 고운 눈으로 보지 않았다. 흙 묻은 의복의 세탁은 둘째 치고 세균이 득실거리는 흙을 만졌다고 하니 큰일이 난 것이다.

이러한 고발성 보도가 나쁘다는 것이 아니라 어떻게 하면 흙장난을 하면서 자랄 수 있는 주변 환경을 만들어줄 수 있는지를 보여주지 못해 아쉬웠다. 좋은 놀이문화를 통해 학령기의 어린이들이 감기를 모르고 건강하게 살아갈 수 있는 방법에 대해서 고민하는 프로그램을 만들어주었으면 하는 마음이다.

지방자치단체들이 지역 특성화를 위해 각종 축제를 기획하여 여는 것이 유행처럼 되었는데, 성공적인 지방축제를 손으로 꼽으라면 대천의 머드축제가 있다. 남녀노소와 내외국인을 막론하고 수많은 사람들이 몰려드는 머드축제! 이렇게 사람들을 끌어들이는 마력은 무엇인가?

아마도 흙의 친화적인 생명력에 익숙한 사람의 천성이 머드에 호감을 갖기 때문이 아닐까 생각한다. 머드축제는 흙속에 있는 각종 미네랄을 취할 수 있는 좋은 기회가 되면서 어릴 때부터 흙장난을 해온 사람들의 친화성이 발동하여 성공하였다고 하면 틀린 말일까? 아니면 우리 몸은 흙과 친하게 지내고 싶은 본성이 있어 이를 즐기게 되는 것은 아닐까?

5. 동치미는 한국인의 수액제제

추운 겨울을 날 때 아궁이에 남은 숯불을 화로에 넣고 방안에 두어서 냉기를 몰아내던 시절이 있었다. 숯불을 잘못 다루면 숯머리(숯내를 맡아서 아픈 머리)를 하여 심한 두통과 의식장애를 겪게 된다. 이는 연탄불로 난방을 하던 시절 연탄가스에 중독되어 심한 두통으로 고생하거나 정신을 잃기도 하고 심하면 사망하는 일이 있었던 경우와 같다.

숯이나 연탄이 타면서 나오는 가스에 중독되어 고통을 받을 때 우리 선인들은 장독대의 동치미 항아리에서 동치미 국물을 한 양푼 퍼서 마시게 하여 위급한 상황을 모면했다. 이러한 지혜는 우리에게 의약품과 음식물의 기원은 동일하다는 진리를 일깨워주는 것이다.

농약을 살포하는 농부가 머리가 아프면서 어지럽다고 하거나, 차멀미를 하거나, 사람이 밀집된 공간에서 오랫동안 머물러서 정신이 없을 때에는 동치미 국물을 마시면 된다.

농약이 음료인줄로 알고 마셔 병원 응급실에 실려 온 환자는 링거액으로 불리는 수액제제를 혈관주사로 여러 병 동시에 맞는다. 소변으로 유독물질을 빨리 체외로 배출시키기 위해서다. 같은 이치로 환자에게 의식이 있다면 동치미 국물을 마시게 하는 것도 전문적인 의료의 도움을 받기 전에 취할 수 있는 방법이다.

동치미는 무를 주재료로 고추, 파, 대나무 잎 등을 항아리에 넣고 땅에 묻어 발효시킨 음식이다. 무는 기운을 북돋아주면서 전신 구석구석에 골고루 기가 소통되도록 하고 국물에는 무의 무기물들이 다 녹아들어가 있어 인체가 필요로 하는 미네랄들이 골고루 함유되어 있다. 그래서 동치미는 수액제제나 다름없다.

동치미는 고추의 면역력 증강 기능, 대나무 잎의 해열 및 소통 효과, 파의 세포막 투과성 증진 효과 등이 어우러져서 마시는 링거액이 되기에 충분하다.

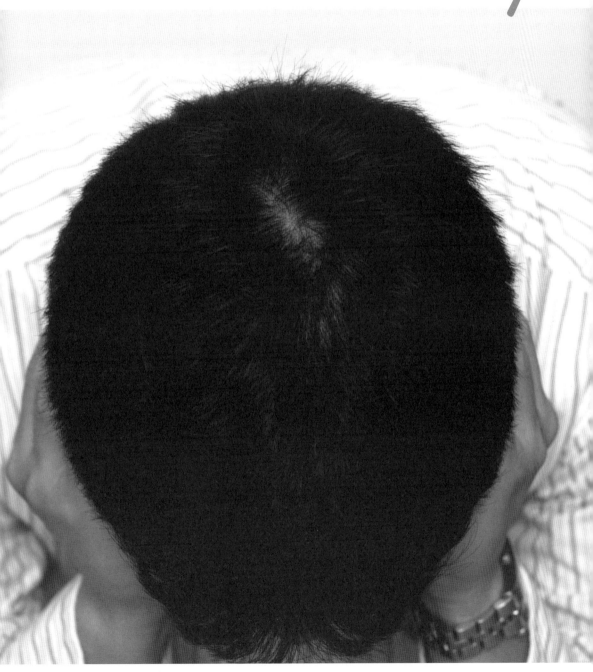

스트레스를 친구로 삼아라

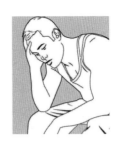

1. 정신과 육체 건강은 불가분의 관계

한의학에선 정신과 육체를 분리하지 않고 오장육부에 정신이 깃들어 있다고 본다. 따라서 질병을 대할 때 정신적인 문제를 별개로 보지 않는다. 즉 육신과 정신은 직접적으로 관련이 있다는 관점에서 질병을 치료했다.

반면 한의학과 달리 의학은 정신과 육체의 질병은 서로 관련성이 없는 것으로 여겨왔었다. 정신과를 별도의 진료과목으로 분류한 것도 그 같은 생각 때문이다.

뒤늦은 감이 있지만 의학에서도 이제 와서는 이화학적 검사나 방사선 진단 상으로 어떠한 병적 변화가 없는 데도 환자가 불편하다고 하면 스트레스성 위염, 스트레스성 두통 등과 같은 이름을 붙여 정신적인 문제가 질병의 원인 가운데 하나임을 슬그머니 인정하고 있다. 그러나 이미 한의학에서는 정신적인 스트레스가 만병의 원인이라는 입장을 지켜왔었다.

요즘 보면 건강에 좋다는 건강보조식품의 매출 규모가 천문학적 수준에 이르렀다고 한다. 건강 유지를 위해 몸에 좋은 식품을 찾는 것은 당연한 현상이다. 그런데 한의학에서는 칠정七情이라고 부르는 감정적인 문제를 매개로 많은 병이 생긴다며 몸의 건강을 위해 먼저 마음을 다스리라고 했다.

여기서 말하는 일곱 가지 감정이란 기쁨(喜, 희), 노여움(怒, 노), 근심(憂, 우), 생각(思, 사), 슬픔(悲, 비), 놀람(驚, 경), 두려움(恐, 공)을 이른다. 이 같은 감정에 지나치게 몰입하면 오장육부의 기혈에 문제가 생겨 병에 걸린다는 것이다. 즉 지나치게 기뻐하면 기가 늘어지고, 지나치게 화를 내면 기가 위로 올라가고, 지나치게 근심하면 기가 움직이지 않고, 지나치게 생각을 많이 하면 기운이 맺히고, 지나치게 슬퍼하면 기가 소모되고, 지나치게 두려워하면 기가 내려가고, 지나치게 놀라면 기가 흩어져 병이 된다.

반면 내장 장기에 먼저 병이 생겨서 감정에 영향을 주는 경우도 있다. 기쁨은 심장, 화냄은 간장, 생각은 비장, 슬픔은 폐, 두려움과 놀람은 신장의 기능과 관련이 있다. 따라서 이러한 장기에 문제가 생기면 해당하는 감정에도 변화가 나타난다. 병이 심장에 생기면 자꾸 웃게 되고, 병이 간장에 생기면 사소한 일에도 화를 낸다.

그래서 그 같은 감정적 변화만 지켜보고도 한의학에서는 어떤 장기에 문제가 있는지 사전에 파악할 수 있다. 한의학이 미병未病 단계, 즉 특별한 이상은 없지만 기능적으로 건강이 약간 흐트러진 상태에서도 특정 질환의 발병을 미리 예견하고 치료에 임할 수 있었던 것도 그처럼 정신과 육체가 하나라는 관점에서 질병을 대해왔기 때문이다.

의학에서도 정신과 육체가 서로 별개의 것이 아니라는 사실을 '상상에 의한 죽음'이란 실험을 통해서 입증했다. 그 내용을 소개하면 다음과 같다.

한 힌두교 의사가 당국의 허가를 받아 교수형을 선고받은 사형수를 대상으로 실험을 하였다. 의사는 천천히 고통 없이 죽는 방법이라며 교수형 대신 피를 뽑아 사망하는 방법을 택하도록 사형수를 설득했다. 사형수가 이에 동의하자 침대에 묶고 눈을 가린 후, 침대의 네 기둥에 물이 담긴 병을 매달아 바닥에 놓인 통으로 떨어지게 했다.

의사는 눈을 가린 죄수의 피부에 주사기를 꽂는 시늉을 했다. 그리고 동시에 물이 통으로 떨어지도록 하였다. 죄수는 그 물소리가 마치 자신의 몸에서 빠져나간 피가 떨어지는 소리로 들렸다. 물통의 물은 처음에는 빨리 떨어지다가 차츰 천천히 떨어졌다. 그에 따라 사형수도 점차 기력을 잃어가기 시작했다. 의사가 낮은 목소리로 천천히 장송곡을 읊자 사형수의 얼굴에선 핏기가 사라졌다.

마침내 물이 다 떨어졌을 때 의사의 장송곡도 멈췄다. 사형수는 젊고 건강한 남자였지만 물이 다 떨어지고 실험이 끝난 순간 의식을 잃었다. 그리고 한 방울의 피도 흘리지 않은 채 사망했다.

350년 전에 혈액순환을 발견한 윌리엄 하비(William Harvey)는 "슬픔과 기쁨, 희망과 절망 등 모든 마음 상태들은 심장에까지 영향을 미칠 수 있는 정신적 혼란을 초래할 수 있다"고 했다. 그 후 현대의학에서도 사회생활을 하며 지나치게 스트레스를 많이 받으면 사망할 수도 있다는 사실을 인정하고 있다.

복잡한 현대를 살아가면서 정신적인 긴장을 하지 않을 수는 없다. 그래서 더욱 이를 슬기롭게 극복하는 방법을 알아서 실천하는 것이 중요하다. 한의학에서는 참선이나 기체조, 기공수련을 통해 잘못된 기의 흐름을 조율해 건강을 유지할 수 있도록 했다.

스트레스

위키 백과에서는 스트레스에 대해 "외부로부터 압력을 받게 되면 긴장, 흥분, 각성 또는 불안과 같은 생리적 반응이 일어나게 되는데, 이러한 외부의 압력을 스트레스 요인(stressor)이라 하고 여기서 벗어나 원상태로 되돌아가려는 반작용을 스트레스라고 한다. 엄밀한 의미에서 외부의 압력인 스트레스 요인은 그 반작용인 스트레스와는 뚜렷히 구별하여야 한다"고 정의하고 있다.

또한 "스트레스를 경험하게 되면 우리의 신체는 생리적으로 원래의 상태로 되돌아가기 위하여 스트레스와 정면으로 투쟁을 하거나 스트레스로부터 도망을 치게 된다. 다시 말하면 스트레스는 스트레스 요인에 대처하여 평온한 상태(homeostasis, 호메오스타시스: 항상성)를 유지하기 위한 생리적 반응, 즉 '전투 아니면 도피(fight or flight)' 반응의 과정이다"고 한다.

앤 루이스 기틀먼(Ann Louise Gittleman)은 《전자파가 내 몸을 망친다》에서 "위험에 마주쳤을 때 동물에게서는 '적과 싸울까, 아니면 위험에서 도망칠까?' 하는 결정에 필요한 것을 제외한 당장 급하지 않은 식욕과 성욕은 억제되고 소화기관의 운동도 멈춘다. 이와 함께 '투쟁 또는 도주'의 화학반응을 주관하는 호르몬인 아드레날린과 스트레스 호르몬인 코르티솔이 함께 늘어나면서 면역체계 활동 역시 억제된다. 반면 심장 박동과 호흡이 빨라지고, 혈압이 오르며, 혈관 속에 포도당 형태의 에너지가 대량 주입되고, 혈관이 팽창해 팔다리에 흐르는 혈액의 양이 많아지게 된다"고 하였다.

또한 "체온 조절, 허기, 갈증, 피로나 24시간의 주기 감각을 담당하는 시상하부가 스트레스를 받으면 자율신경계에 신호를 보내 투쟁 혹은 도주 본능에 관계하는 스트레스 호르몬인 아드레날린과 코르티솔을 만들거나 혈류 속에 포도당 방출량을 증가시켜 더 큰 에너지를 쓰게 하는데, 만성적 스트레스는 이 시스템을 항상 작동상태에 놓다 보니 포도당의 과다 분비 현상이 나타나서 당뇨병을 유발할 수도 있다"고 하였다.

그리고 "스트레스성 화학물질의 생산은 남성 호르몬인 테스토스테론과 정자의 생산 및 숙성에도 영향을 미치고 발기부전과 생식기관 장애를 일으키기도 하며, 여성의 경우 생식기의 혈류량을 줄이고 수정된 난자의 자궁 착상에 관여하는 단백질의 생성을 방해한다"며 "불임의 30% 이상이 스트레스에 의한 것"이라고 주장했다.

우종민 교수는 《스트레스 힐링》에서 "스트레스는 사람을 힘들게 만드는 원인을 지칭하며, 그 원인 때문에 우리의 몸과 마음에 생긴 결과를 의미하기도 한다"고 정의했다. 이어서 "우울증과 탈진 증후군을 앓는 사람들이 급증하고 매일 43명이 자살하고 있는 이때에 스트레스 관리법은 일종의 '생존기술'이고 사람을 살리는 '활인活人기술'이다"라면서 "사회생활에서 성공하기 위해서도 스트레스를 잘 관리해야 하는데, 성공한 사람들은 모두 스트레스를 위기가 아닌 기회로 활용했다"고 역설했다.

스트레스를 받게 되면 우리 몸에서는 여러 가지 변화가 나타난다. 스트레스는 칼의 양날과 같아서 위급한 상황에서 우리 몸이 빨리 대처하도록 도와주지만 지나칠 경우 몸과 마음을 해친다.

우 교수는 책에서 스트레스를 받을 때의 증상을 세 가지로 구분했다.

우선 신체적인 증상으로 공포와 불안, 편두통, 이갈이를 일으키고, 심장이 빠르게 박동하며 두근거림이 있고, 부정맥이 생기고, 혈압이 상승하며 혈액응고 물질이 증가하고, 위장운동이 저하되며 구역이나 구토, 위산과다나 속쓰림이 생기고, 목이 뻣뻣해지거나 어깨와 허리 통증이 발생하고, 손이 차가워지고, 땀이 나며 피부에 발진이 생기고, 천식이나 숨이 차는 증상이 나타난다고 하였다.

이어서 심리적인 증상으로는 우울, 좌절, 탈진, 불안, 걱정, 근심, 초조, 성급함, 짜증, 분노, 불만족, 건망증, 주의집중 곤란증이 생기고, 줏대 없이 어물거리기만 하고 딱 잘라 결단을 내리지 못하는 우유부단한 상태를 들었다.

마지막으로 행동적인 증상으로 신경질, 감정폭발, 음주와 흡연량 증가, 집중력 저하, 폭식이나 거식증이 생기고, 지각, 조퇴, 결근을 하게 되고, 게임에 중독되기도 하고, 자해나 자살, 타해나 타살 같은 충동적 행동을 하게 된다고 설명했다.

우교수는 스트레스를 해결하기 위해 마음을 편안하게 내려놓고 생각을 바꿔야 한다고 주장한다.

그는 "우리의 감정은 사건이나 상황에 의해 생기는 것이 아니라 그것에 대한 개인의 해석에 따라 결정된다. 이러한 해석은 많은 경우 너무 빠르게 그리고 자동적으로 이루어져서 자신도 잘 의식하지 못하여 '자동적 사고'라고 하는데, 이런 생각은 타당한 것도 있지만 우울, 불안, 화를 느끼게 하는 역기능적인 것들도 많다. 따라서 스트레스 및 불안의 원인이 되는 역기능적인 자동적 사고를 찾아내서 수정하라"고 충고한다.

또한 우교수는《마음력》에서 "분노가 생길 때는 첫째 이 상황이 내 건강과 바꿀 만큼 중요한가? 둘째 이 분노가 정당하고 의로운 것인가? 셋째 화내는 것이 문제 해결에 효과적인 방법이고 다른 대안은 없는가? 하고 스스로에게 세 가지 질문을 던지라"고 하였다.

오카모토 유타카(岡本 裕)는《병의 90%는 스스로 고칠 수 있다》에서 "스트레스 자체는 바꿔 말하면 단순한 '자극'이다. 자극이기 때문에 좋은 것이냐 나쁜 것이냐는 받아들이기 나름이다. 똑같은 자극이라도 마음에 들 때가 있고 그렇지 않을 때가 있다. 어떻게 받아들이느냐는 상황에 따라 다르다. 어떤 경우에 스트레스는 살아가는 원동력이 될 수도 있으며 스트레스를 너무 피하면 생기가 없는 따분한 인생이 돼버릴 수 있다. 스트레스가 있는 사람은 성장할 수 있으며 목표를 달성하는 기쁨을 맛볼 수 있다. 무작정 스트레스를 피하려 하는 사람은 자기 치유력을 저하시킬 수 있다"고 주장한다.

어느 글에서 읽은 생물학자의 이야기가 떠오른다. 그 생물학자는 한 열대어 수입업자로부터 "수입 열대어가 입항하기도 전에 모두 죽어버린다"며 "수온의 차이, 빛의 차이 등 많은 변수를 고려하는 데도 번번이 실패하고 있다"는 하소연을 듣게 된다. 이에 생물학자는 "열대어를 잡아먹는 천적을 배의 수조에 넣으면 열대어들이 죽지 않을 것이다"고 조언했다. 그런데 수입업자가 생물학자의 말대로 했더니 정말 열대어들이 모두 살아 있었다는 것이다. '천적의 공격'이라는 스트레스가 오히려 긍정적으로 작용했다는 교훈이 담긴 얘기다.

그런 점에서 스트레스를 어떻게 받아들이느냐가 중요하다는 오카모토 유타카의 주장은 의미가 있다. 그는 한걸음 더 나아가 "스트레스를 무작정 피하려하지 말고 스트레스와 친해지는 법을 익혀 적당히 스트레스를 즐기면서 활용하는 쪽이 나은 자세가 아니냐"고 말한다.

그 방법으로 그는 'NO'와 'WANT' 그리고 'SOSO'의 생활을 제시

한다. 먼저 'NO'부터 살펴보자. 그는 'NO'의 생활이 필요한 이유에 대해 "기본적으로 하기 싫은 일은 하지 말아야 한다. 또 그런 일에 대해선 처음부터 'NO'라고 말해야 한다. 싫은 일을 억지로 하는 것이 몸과 마음에 좋을 리가 없고 스트레스만 가중될 뿐이다. 처음에 'YES'라고 말했다가 도중에 'NO'라고 말하기는 힘들고 주위에 피해만 준다"고 설명했다.

또 그는 "많은 사람들은 무의식중에 'MUST(해야 한다)'라는 삶의 자세를 버리지 못하고, '항상 OO해야 한다' '××해야 한다' 등등 갑갑하게 인생을 살고 있기 때문에 'WANT'의 생활태도가 필요하다"며 "주위 사람들의 눈치만 보는 생활은 그 자체만으로도 상당한 스트레스가 되기 때문에 과감하게 'MUST'를 버리고 'WANT'를 선택하여 자신의 시간은 자기를 위해 사용하자"고 주장한다.

'SOSO'의 자세 역시 중요하다고 그는 말한다. 'SOSO'에 대해 그는 "달리 말하면 '적당히'라는 의미로, 'SOSO'의 태도를 버리고 너무 엄격하고 융통성이 없는 삶을 살면 결국 손해를 본다"며 "참는다, 지킨다, 애쓴다와는 무관한 삶을 선택하라!"고 권한다.

오카모토 유타카는 "많은 암환자들을 관찰해본 결과 암에 잘 걸리는 성격이 있는지 없는지는 아직 정확히 밝혀지지 않았다"면서도 "암환자 대부분은 원래 좀처럼 'NO'라고 말하지 못하는, 항상 'MUST'의 자세로 살아온, 'SOSO'는 당치도 않다고 생각하는 사람들이다. 요컨대 'NO, WANT, SOSO'와는 정반대의 인생을 당연하다고 생각해온 사람들이다"고 했다. 그는 "암을 잘 극복하고 치료한 많은 환자들이 '사고방식을 바꾸고 삶의 자세를 바꾼 것이 나를 치유로 이끈 분수령이 됐다'고 증언했다"며 "지금 그들은 'NO, WANT, SOSO'를 신조로 삼아 살고 있다"고 말했다.

데일 카네기 역시 스트레스를 해소하는 원칙을 제시하고 이를 실천함으로써 건강한 정신생활을 할 수 있다고 주장했다.

저자는 강원 '카네기최고경영자' 과정에 참여하여 수업을 들으면서 배운 스트레스 해소 원칙에 따라 생활하며 큰 도움을 받았다. 또 인간관계를 잘 갖게 해주는 프로그램 등 다양한 학습과 실습에 참여해 자아 발전도 이룰 수 있었다. 이에 '카네기최고경영자' 과정에서 배운 '스트레스 해소 방법'을 상세히 소개한다. 이 내용이 독자 여러분들의 건강관리에도 도움이 될 수 있기를 바란다.

2. 스트레스 해소의 원칙

1) 하루하루를 충실하게 살아라

목표를 세우고 시간별로 계획을 세워야 한다. 누에가 뽕잎을 먹듯 꾸준히 하루하루 일에 열중하다 보면 조금씩 성과가 눈에 보이게 되고 자신이 하고 있는 일에 대해 자부심과 보람도 갖게 된다. 작은 성과라도 자기 자신에게 "잘했다"고 칭찬을 해주자. 그러면 마음이 상하는 일이 줄어든다.

2) 어려움에 대처하라

① 최악의 상황은 무엇인가?

② 최악의 상황을 받아들일 준비를 한다.

③ 개선하도록 노력한다.

어떤 일에나 두려움 없이 자신감 있게 일하는 사람은 많지 않다. 자기가 잘 못하는 일에는 '나는 이 일은 잘 못하는데…'라고 걱정하게 되고 실수한 일을 다시하게 될 때에는 이전의 실수가 기억나 불안해하거나 겁내는 경우가 흔하다.

잘 못하거나 실수하였던 일 또는 한 번도 경험하지 못하였던 일에 직면할 때에는 '이 일을 잘하지 못하면 어떤 상황이 벌어지는가?'를 생각해보고 최악의 상황이 무엇인지를 파악해야 한다. 그리고 그러한 상황을 받아들일 준비를 하게 되면 마음이 편안해져 어려운 일도 잘 해결할 수 있다. 아울러 최악의 경우를 맞이하였다면 무엇을 고치면 되는지를 철저하게 검토하여 다음을 준비한다는 마음을 갖고 일에 대응하도록 한다.

3) 지나친 걱정은 건강을 해친다

지나치게 걱정하거나, 초초해하거나, 불안해한다고 해서 일이 해결되는 것은 아니다. 단지 건강만 나빠진다.

걱정거리가 있어 이런저런 생각을 많이 하다보면 기의 순환이 잘 되지 않고 뭉쳐버린다. 이에 따라 무기력해지고, 소화가 잘 되지 않으며, 신진대사가 원활하게 되지 못한다.

　최악의 상황이 무엇인지 그리고 그 상황을 받아들일 생각을 함으로써 우환憂患을 없애버려서 질병이 되지 않게 해야 한다. 건강을 잃고 나면 다른 어떤 것도 얻을 수 없다.

4) 고민되는 일을 글로 써본다

　고민거리를 머리에 자꾸 떠올리면서 괴로워하는 경우가 많다. 이럴 때는 그 고민의 내용을 노트에 적어보도록 한다.

　글로 써보면 그동안 쓸데없는 일로 고민했다고 깨닫게 되며 마음이 편해질 수 있다. 정도의 차이는 있겠지만 사람들은 4% 정도만 고민할 일로 고민하고, 그 나머지는 쓸데없는 일로 고민한다고 한다.

5) 비중을 잘 재서 결정한다

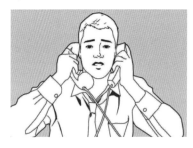

　일상생활을 하다 보면 이렇게 할까, 저렇게 할까, 차라리 하지 말까 하는 선택을 놓고 마음을 쓰는 경우가 많다. 또는 할 일이 많은데 어떤 것을 먼저하고 어떤 것을 나중에 할 것인지를 놓고도 힘들어한다.

　사람들은 일상에서 선택의 기로에 자주 선다. 따라서 자신만의 결정방식을 갖는 것이 필요하다.

　예를 들어 지하철을 탈까? 버스를 탈까? 아니면 승용차를 이용할

까? 하는 고민을 보자. 이처럼 교통수단에 대한 선택으로 망설여진 다면 먼저 빠른 시간 안에 목적지에 도착하는 것, 편하게 가는 것, 교통비를 최대한 줄여서 이동하는 것 중 무엇이 우선인지를 결정하면 된다. 그러면 힘들지 않게 결론을 내릴 수 있다.

'선택과 집중'도 필요하다. 여러 개 중 하나를 선택하여 자신의 역량을 쏟아 부으면 선택에 대한 갈등으로부터 벗어나 더 큰 성과를 내게 된다. 가지 않은 길에 대해 미련을 갖고 일을 하면 좋은 성과가 나올 수 없다.

6) 일단 결정했으면 행동하라

무엇을 하겠다고 결정하였으면 즉시 행동에 옮겨 자신을 다시 주저하는 상태로 되돌아갈 수 없게 해야 한다. 일단 몸이 움직이면 마음도 어느 정도 몸을 따라가기 마련이다.

7) 문제의 해결을 위한 4가지 질문을 하라

① 문제는 어떤 것인가?
② 문제를 야기한 원인은 무엇인가?
③ 가능한 해결책은 무엇인가?
④ 최선의 해결책은 무엇인가?

어떤 문제가 생겼을 때 그 문제가 어떤 것인지, 원인이 무엇인지를

알아내면 해결책이 나온다. 그 해결책 가운데 최선의 해결책을 찾아
낸다면 문제를 빠르게 해결할 수 있다.

　이상과 같은 스트레스의 해소 원칙을 염두에 두고 문제가 생길 때
마다 적용하여 일을 처리해보자. 수집한 자료를 분석하여 확실한 신
념 속에 과단성 있고 흔들림 없는 결정을 내린 다음 열정적으로 행
동한다면 고민, 근심과 걱정은 우리 몸을 괴롭히지 못할 것이다.

건 강 수 업

미병未病을 다스려야 내 몸이 산다!

건강을 위해 일상생활에서
지켜야 할 사항

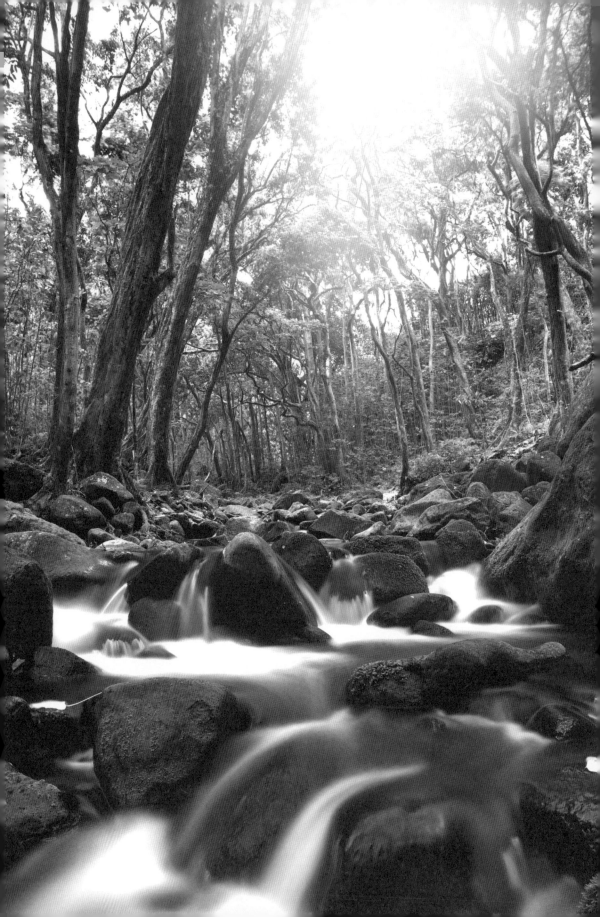

건강을 잃고 난 뒤에 질병을 치료하느라 고생하는 일이 없다면 삶이 크게 윤택해질 것이다. 그래서 매년 국가에서는 적지 않은 예산을 들여 건강검진을 받게 한다. 또한 많은 사람들이 별도로 비싼 돈을 지불하며 종합병원에서 실시하는 정밀검진을 받는다. 그 같은 건강검진의 필요성과 중요성은 충분히 이해할 수 있다.

그러나 건강검진에 대한 관심이 높은 것에 비해 건강을 위해 평소 지켜야 할 생활방법을 지도해주고 그것을 잘 실천하도록 돕는 교육과 홍보는 아직도 많이 부족하다. 때문에 병을 만드는지도 모르면서 생활하는 경우가 적지 않다. 건강한 삶을 위해 아침에 일어나 저녁에 잠자리에 들기까지 실천할 몇 가지 항목을 제시해본다.

01

잠자리에서 일어나 가래를 뱉어낸 뒤
물을 마신다

자고 일어나서 바로 물을 마시면 건강에 좋다. 수면 중에 물을 마시지 못한 데다 땀까지 흘려서 수분이 부족해졌기 때문이다. 또한 아침 일찍 마신 물은 위와 장의 운동을 도와 아침식사가 잘 소화될 수 있도록 해준다.

그런데 반드시 물을 입에 넣어 입안을 충분히 헹군 다음에 물을 마셔야 한다. 잠을 자면서 입안의 침 등이 마르고 몸도 움직이지 못했기 때문에 진액의 순환이 원활치 못해 입안에 세균들이 있을 수 있기 때문에 이것을 제거하기 위해서이다.

입안을 행굴 때 식초나 여러 가지 풀들을 모아 발효시킨 발효액을 6배의 물에 희석해놓았다 사용하면 더욱 좋다. 특히 암 투병 환자들에게 효능을 보인다고 한다.

02

화변기에서 대변을 본다

옛날 시골 재래식 화장실에 가면 코를 찌르는 냄새에 빨리 변을 보고 나오려 아랫배에 힘을 많이 주게 된다. 그때는 쪼그리고 앉아서 대변을 봤다. 현대에 들어와서 화장실에도 많은 변화가 있었다. 요즘은 냄새도 없고 의자에 앉아 있듯이 편안한 자세로 변을 본다.

그런데 고속도로 휴게소의 화장실을 가면 재래식 화장실이 아직도 몇 칸 정도는 있다. 쪼그리고 앉아서 변을 보는 재래식 화장실 문 앞쪽에는 '화변기'라고 되어 있고, 그밖에 다른 곳은 '양변기'라는 팻말이 붙어 있다. 화변기하고 양변기는 우리 몸에 각기 어떤 영향을 줄까.

요즘 젊은 사람들은 대부분 양변기를 사용한다. 그러나 저자는 꼭 화변기를 고집한다. 그뿐만 아니라 아파트건 일반 주택이건 거주하는 집에도 화변기를 설치해야 건강해질 수 있다고 주장한다.

쪼그리고 앉아 있으면 하지와 아랫배에 힘을 주기 쉬운 자세가 되기 때문에 항문 주변에 있던 변이 몸 밖으로 잘 배설된다. 그러나 양변기에 앉으면 아랫배에 힘이 들어가지 않아 배변이 다 되지 않고 장에 잔변이 남는다. 또 쪼그려 앉을 때와 같은 하지 근력 단련 효과도 거둘 수 없다. 요즈음 육류 섭취가 늘며 변비로 고생하는 사람들이 증가하고 있다. 또 내시경 검사를 받던 중에 대장암 전단계인 대장용종茸腫이 발견돼 수술을 받았다는 얘기도 종종 듣는다.

화변기로 대변을 보지 않으면 직장 주변에 남은 잔변이 장 내벽을 지속적으로 자극을 주니 대장이 건강할 리 없다. 저자는 양변기보다 화변기를 써야 하는 이유도 여기에 있다고 주장한다.

03

아침식사는 반드시 한다

바쁜 일정 때문에 아침식사를 챙겨 먹지 못하고 등교하거나 출근하는 사람들이 많다. 그러면 12시간에서 15시간을 아무것도 먹지 않는 상태가 된다. 이럴 경우에 뇌에 영양이 제대로 공급되지 않아 효율적으로 업무를 수행할 수 없다.

또 아침식사를 거르면 점심이나 저녁식사를 할 때 과식이나 폭식을 하게 된다. 저녁에 폭식하는 것은 위장병을 만들고, 깊은 잠을 방해하며, 비만의 원인이 된다. 특히 여성들의 경우엔 생리통과 갑상선 기능이상은 물론 불임증까지 유발할 수 있다.

오죽하면 '아침은 황제처럼 먹고 저녁은 거지처럼 먹어야 한다'는 속담까지 있는지 깊이 생각해볼 필요가 있다.

아래 의복은 앉아서 입고 벗는다

바지나 양말을 입고 벗을 때는 반드시 의자나 방바닥에 앉아서 해야 한다. 한쪽 다리를 들어서 마치 학이 서 있는 자세로 양말이나 신발을 신으면 엉덩이 관절과 무릎관절에 무리를 주어 척추 측만을 가중시키거나 허리 통증을 유발한다. 심하면 골반이나 무릎관절에 염좌를 일으켜 관절염으로 진행하기도 한다.

질병을 앓고 난 뒤나 아이를 분만한 뒤, 수술을 받았거나 질병 치료 중인 분들은 특별히 신경을 써야 할 내용이다. 건강한 사람들도 이를 습관으로 삼아 실천하면 허리를 다치는 일을 적극적으로 예방할 수 있다.

05

바지 뒷주머니에 지갑을 넣지 않는다

여성들은 필요한 물건을 담아두는 핸드백을 들고 다닌다. 그러나 남성들은 흔히 바지 뒷주머니에 지갑을 넣고 외출한다. 뒷주머니에 지갑을 넣고 다니면 그 무게에 의해서 허리띠가 지갑이 있는 쪽으로 힘을 받아 내려가게 된다.

그러면 골반의 좌우 수평이 어그러지면서 높낮이가 달라져 척추가 틀어진다. 게다가 의자에 앉게 되면 지갑의 부피만큼 골반이 의자 표면에서 높게 위치해 허리 척추뼈가 돌아가는 현상이 발생한다. 이로 인해 만성적인 허리 통증이나 무릎관절 통증이 생길 수 있다.

또한 안정적인 골반구조를 흔들어놓아 일상생활을 하면서 예상하지 못한 충격에 크게 다칠 수도 있다. 요즈음 어깨에 백팩(backpack)을 메고 다니는 남성들이 늘고 있는데, 참 좋은 현상이다.

엘리베이터를 타지 않고 계단을 이용한다

요즘 아이들은 초등학생이라도 어른들 못잖게 바쁘다. 학교에서 돌아오기 무섭게 학원에서 또 다른 학원으로 숨 가쁘게 뛰어다녀야 한다. 그런 생활이 중학교를 거쳐 고등학교까지 계속 이어진다. 그리고 대학생이 되면 또 취직시험 준비로 여념이 없다.

직장에 입사해도 상황은 나아지지 않는다. 새벽에 출근하여 녹초가 되어 늦은 밤 퇴근하는 생활이 계속된다. 그처럼 일상이 바쁘고 고달프니 건강을 위해 따로 시간을 내 운동을 한다는 것은 엄두도 못 낼 일이다.

그런 이들에게 계단은 훌륭한 생활체육 시설이다. 계단을 오르며 부족한 운동을 보충할 수 있기 때문이다.

서울대학교병원운영 서울특별시보라매병원의 계단에는 한 계단을 오를 때 소모되는 칼로리와 연장되는 수명을 초 단위로 써놓아 계단을 걷는 것이 얼마나 중요한 일인지 알려주고 있다.

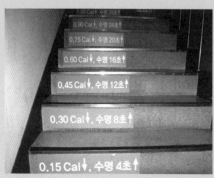

계단에 표시된 내용에 따르면 한 개의 계단을 오르는 데 0.15칼로리가 소모되고 수명은 4초가 연장된다. 즉 10층인 이 건물의 계단 150개를 오르면 10분 수명이 연장되고 22.5칼로리가 소모된다.

07
다리를 꼬고 앉지 않는다

의자에 앉아 생활하는 시간이 많아지며 등장한 자세가 다리를 꼬는 것이다. 다리를 꼬고 앉으면 무릎관절이 엉덩이 관절보다 높은 위치에 있게 되어 허리가 편하게 느껴진다.

그러나 다리를 꼬고 앉는 자세는 건강에 결코 이롭지 못하다. 예를 들어 왼쪽 허벅지에 오른쪽 무릎을 올려놓고 앉게 되면 오른쪽 골반이 시계반대 방향으로 회전되어 허리의 요추뿐만 아니라 척추 전체가 꽈배기처럼 꼬여지는 상태가 된다. 물이 흐르는 호스를 꽈배기처럼 꼬아놓으면 물이 잘 흐르지 못하는 것처럼 척추뼈와 척추신경에 압박이 가해져 기혈의 순환에 장애가 발생한다.

의자에 앉을 때 가장 좋은 자세는 무릎의 높이가 엉덩이 부위보다 수평으로 높은 위치가 되도록 하는 것이다. 그러면 허리가 바르게 되고 오래 앉아도 힘들지 않다. 이런 자세를 취하기 위해 책상의 발걸이에 발을 올려놓거나 두꺼운 책을 바닥에 놓고 그 위에 발을 올려놓는 것도 한 방법이다.

만성 요통이나 다리 저림이 있거나 하체에 힘이 없는 사람은 빨리 꼬고 앉는 자세를 버려야 한다. 아무리 의료기관에서 치료를 잘한다고 해도 생활에서 습관이 된 자세 때문에 완치가 될 수 없기 때문이다.

08

지속적으로 동일한 자세를 취하지 않는다

컴퓨터 작업을 할 때 대부분이 앞으로 길게 목을 뺀 채 손가락을 이용해 마우스를 움직이고 키보드를 두드린다.

이처럼 신체 특정 부위에만 힘이 들어가는 작업을 장시간 계속하게 되면 무리가 나타나기 마련이다. 자신도 모르는 사이에 수지관절 무력증에 빠지거나 목의 통증, 안구 피로나 충혈, 두통 등에 시달린다. 그러므로 50분 정도 컴퓨터에서 작업을 하였다면 잠시 스트레칭을 하거나 휴식을 취하는 것이 좋다.

09
갈증이 나기 전에 물을 마신다

　물이 부족하면 인체의 생리기능이 제대로 이뤄지지 않는다. 몸은 체내에 물이 부족하다는 것을 갈증을 통해 알린다. 그런데 어떤 이유에서건 물이 부족함을 알리는 인체의 시스템이 잘 작동하지 못할 경우에 물이 부족해도 갈증을 못 느낄 수 있다.

　따라서 갈증이 안 나도 일정한 시간에 일정량의 물을 마실 필요가 있다. 갈증을 못 느낀다고 물을 마시지 않아 체내에 물 부족 상태가 발생할 경우에 결국 건강을 잃고 병원이나 한의원을 찾게 된다.

눈 깜빡거리는 운동을 한다

　요즘 대부분의 직장인은 컴퓨터 전원을 켜는 것으로 하루를 시작하고 전원을 끄는 것으로 하루를 마감한다. 근무처를 벗어나도 인터넷 강의를 듣거나 게임을 하며 계속 컴퓨터를 사용한다. 이에 따라 눈이 피로하고 충혈이 되는 것은 물론이고 안구 건조증에 걸려 고생하는 이들까지 생겨났다.

　컴퓨터로 일하는 경우에는 전자파만 문제가 되는 것이 아니다. 눈을 한곳에 고정하고 바라보면서 깜빡거리지도 않으면 눈물이 잘 나오지 않게 된다.

　안구 건강을 위해 눈물만큼 중요한 것도 없다. 눈을 감았다 떴다 하면 눈 안쪽에 있는 눈물샘에서 눈물이 흘러나와 안구를 적시는데, 바로 이 눈물에 단백질, 면역 성분, 영양소, 산소 등 눈이 정상적인 기능을 하는 데 필수적인 성분들이 녹아 있다.

　따라서 컴퓨터 모니터 등 눈에 해로운 사물을 일정 시간 직시하였다면 반드시 휴식을 취하며 원거리를 바라보도록 하고 물을 충분히 마시면서 눈을 깜빡거리는 운동도 자주 해줄 필요가 있다.

11 생선이나 민물고기를 먹는다

나이가 들어가면서 부족해지는 것이 수분이다. 피부가 건조해지고, 입술이 자주 트며, 콧속이 건조해 콧속을 후비게 되고 주름도 많이 생기기 시작한다. 한의학에서는 음기陰氣가 부족해서 그런 변화가 온다고 한다.

그래서 나이가 들면 빨리 물처럼 변화되어 잘 흡수되고 배설이 잘 될 수 있는 음식을 먹어야 한다. 된밥보다 물기가 많은 진밥, 김치도 물김치나 동치미가 좋다.

고기를 먹을 때도 이렇게 빨리 물처럼 변화되어 흡수가 잘 되는 고기가 몸을 편하게 해준다. 돼지고기와 닭고기보다는 바다나 민물에서 나는 물고기를 먹어야 노화도 늦출 수 있다. 또한 불에 구워 먹는 것보다는 탕이나 찜의 형태로 먹도록 해야 한다.

12

발효 음식으로 건강을 챙긴다

식당에 가면 어떤 음식을 주문할지 망설여질 때가 있다. 건강을 생각하면 아무거나 먹을 수 없기 때문이다. 동료에게 "뭘 먹을까?" 물어봐도 "아무거나 먹지"라는 뻔한 대답이 돌아오기 일쑤다.

음식은 잘 소화되어 몸에 좋은 영양소를 고루 남기고 배설이 되었을 때 가치를 지닌다. 먹고 제대로 소화가 되지 않으면 위에 부담을 주어 위염을 유발하고 해독을 담당하는 간에게까지 무리를 준다.

한의학에서는 음식이 제대로 소화가 안 되면 기운 역시 위와 아래로 잘 소통이 안 돼 심장이나 폐, 신장에도 나쁜 영향을 주게 된다고 설명한다.

그래서 소화흡수가 잘 되는 음식을 선택하는 것이 필요하다. 그런 음식으로 먼저 발효 음식을 꼽을 수가 있다. 청국장, 김치찌개, 된장국, 순두부, 두부찌개나 비지 등과 같은 것이 대표적인 발효 음식들이다.

특히 김치에는 비타민 C를 풍부하게 함유하고 있는 고춧가루가 많이 들어간다. 따라서 면역력 강화를 위해서도 김치를 자주 먹는 것이 좋다.

13
뿌리가 있는 채소를 많이 먹는다

　흙 기운이 없는 음식을 많이 먹다 보니 흙속에 있는 각종 미네랄 성분들을 제대로 섭취하지 못하고, 그 결과로 체내에 쌓여지는 독성을 해독하는 기능도 상실하게 된다. 우엉, 시금치, 냉이, 알타리무, 연근, 고들빼기 같이 뿌리가 식용되는 채소를 많이 먹도록 한다.

　뿌리를 완전히 제거한 시금치가 대형 할인마트의 판매대 위에 놓여 있다. 뿌리가 있고 흙이 묻어 있는 시금치를 찾아보아도 보이지가 않는다. 뿌리에 있는 흙을 대강 씻어내고 뿌리 채 시금치를 먹는 것이 건강한 내 몸 만들기의 하나임을 알고 실천했으면 한다.

오래 씹는 습관이 몸에 배이도록 한다

빨리 음식을 먹는 것이 좋지 않다는 사실은 누구나 다 알고 있다. 그러나 알면서도 쉽게 고쳐지지는 않는다.

제자교회에서 실행하는 '제자지혜대학'에서 노년의 건강관리에 대한 주제로 강의를 한 뒤에 질의응답 시간을 가졌다. 80세는 족히 넘어 보이는 할머니 한분께서 이런 말씀을 하셨다.

"교수님 강의 중에 오래 씹어서 먹어야 한다는 말씀 잘 들었습니다. 내가 일정시대 때 소학교를 다녔는데, 식사시간에 음식을 입에 넣고 난 뒤에 30번을 씹지 않으면 선생님에게 회초리를 맞았습니다. 그때부터 지금까지 오래 씹는 습관이 몸에 배서 지금도 30번 이상을 씹고 난 뒤에 음식을 삼킵니다."

건강에 대한 교육이 얼마나 중요한지 실감케 해주시는 말씀이었다.

사실 교육도 중요하지만 이를 실천할 수 있게 만들어주는 환경 또한 필요하다. '음식은 많이 씹어 먹어야 건강에 좋다'고 말로만 강조할 것이 아니라 식탁에 오래 씹어야 될 음식을 여러 가지 그리고 자주 차려 낸다면 이것을 먹고 그냥 꿀꺽 삼켜버릴 사람은 아무도 없을 것이다.

겨울 추위에 얼렸다 녹였다 반복하면서 수분만 빠지게 잘 건조시킨 무말랭이나 호박꼬지, 시래기와 같은 것을 많이 먹을 수 있게 하면 자연스럽게 오래 씹는 습관이 몸에 배기 마련이다.

15
식사 직후 3분 이상 이 닦기를 한다

식사 후 음식 찌꺼기가 치아나 잇몸에 있게 되면 세균이 이를 먹이로 증식한다. 그리고 이어서 치아를 이루는 물질이 파괴되고 충치가 생긴다.

충치는 전신의 건강에도 악영향을 미친다는 연구결과가 많이 보고되고 있다. 잇몸의 세균이 혈액을 타고 뇌나 심장으로 퍼질 경우에 치명적인 결과를 낳을 수 있다는 것이다. 그러므로 충치 예방을 위해 식사 직후에 치실을 사용하여 이빨 사이에 낀 음식 찌꺼기를 제거하고 적어도 3분 이상 양치질을 하도록 한다.

위아래 어금니의 안쪽과 바깥쪽을 골고루 양치질해야 하고 칫솔질을 한 뒤 물로 입안을 헹궈내어 치약 성분이 남아 있지 않도록 한다. 치약이 묻지 않은 칫솔로 치아를 한 번 더 닦아 이빨 표면에 치약이 남아 법랑질을 훼손하지 않도록 한다.

식사 뒤에 산책을 한다

요즘 직장인들을 보면 식사 후 잠시 커피나 음료를 한 잔 하고는 책상에 곧바로 앉아 일을 한다. 음식물이 위장에서 소화가 되려는 때에 앉아서 업무를 보니 위장의 운동이 이뤄지지 않고 중력도 덜 받게 된다. 소화에 문제가 생기기 마련이다.

이런 상태가 지속되는 가운데 스트레스까지 가세하면 위액이 식도로 거슬러 올라가서 식도 내벽에 염증을 일으키는 역류성 식도염이 발생할 수 있다.

소화가 잘 되는 것은 인체의 에너지 생성이나 기운의 순환에 매우 중요하다. 소화기능을 유지하고 식도에 염증이 생기는 것을 예방하기 위해서라도 식사 후에는 반드시 10~15분 정도 산책을 할 필요가 있다.

17

스트레칭을 하여
긴장된 몸과 마음을 이완시킨다

　현대인들은 동일한 자세로 오랜 시간 컴퓨터 모니터를 보거나 워드 작업을 한다. 그리고 업무가 끝난 이후에도 컴퓨터로 게임을 하거나 스마트폰으로 문자를 보내거나 자료를 검색한다. 잠시도 전자기기에서 눈을 떼지 않고 생활하는 것이 일상화돼 있는 것이다.

　이렇게 같은 자세로 오래 활동하면 사용하는 근육 외에 나머지 근육은 전혀 움직이지 못해 기혈순환에 문제가 생긴다. 전신에 피로가 축적되고 근력이 약해지거나 경미한 마비가 나타난다. 그러므로 일정한 시간 동일한 자세로 작업을 했다면 가벼운 체조나 스트레칭을 해줘야 한다.

　고개를 숙이는 자세를 많이 취해 목이 앞으로 숙여지게 되므로 등과 목을 뒤로 재키는 동작을 하여 목과 어깨, 등의 근육 긴장을 푸는 동작이 꼭 필요하다.

　옛부터 두 사람이 등을 대고 서서 양팔을 서로 걸어 놓고, 한 사람이 허리를 굽히면 등진 다른 사람은 허리와 목, 머리가 등쪽으로 굽어지게 하는 동작을 하곤 했는데, 최근에는 더 필요한 스트레칭 방법이라 할 수 있다.

복식호흡과 흠파호흡법으로
산소량을 늘린다

　주거공간이나 업무공간에 환기시설이 잘 되어 있어도 유산소 운동이 부족한 사람들에게는 충분한 산소 공급이 필요하다. 산소는 두뇌활동에 활력을 주고 원활한 신진대사를 돕는다.

　흠파호흡은 부족한 산소를 보충하기 위해 필요한 호흡법이다.

　천천히 코로 공기를 깊게 들이마시는 복식호흡은 내장의 지방을 연소시킬 수 있고 정신적인 긴장을 풀어준다.

19
고치법이나 타박공을 실시한다

식사 후에 입안이 개운하지 않으면 입술을 다물고 위 이빨과 아래 이빨을 두들기는 고치叩齒법을 실행해보자. 또 배가 더부룩할 때는 가볍게 양쪽 주먹을 쥐고 숨을 들이마신 상태에서 배꼽 위의 윗배를 북을 두들기듯이 치는 타복공打腹功이 좋다.

과도한 긴장감이 지속되면 복강 장기의 움직임이 줄어들고 근육도 수축한다. 이런 때에 배를 살짝만 눌러도 "아얏!"하고 비명을 지르는 사람이 있다. 내장까지 딱딱하게 굳어졌기 때문에 나오는 비명이다. 이 정도면 병이 속으로 상당히 진전된 상태라고 볼 수 있다. 이때도 타복공은 효과가 있다.

또 한 가지 방법으로는 '할머니 손은 약손'을 실행해보는 것이다. 예전에는 어린 손자가 배가 아프면 할머니가 '할머니 손은 약손! 내 손자 배가 나아라!'고 하면서 배를 쓰다듬어주었다. 그런데 이 방법이 실제로 효과가 있다. 손바닥을 복벽에 닿게 하고 '할머니 손'이 그러했듯 위로 올리고 아래로 내리면서 비비면 속이 편안해지는 것을 느낄 수 있다.

20

체력 소모가 생기면 바로 보충한다

갑작스러운 체력 소모는 면역력 저하로 이어져 일의 효율을 떨어뜨릴 뿐 아니라 각종 질병을 유발할 수도 있다. 따라서 몸이 좀 무리했다 싶으면 빠르게 체력을 회복시키는 식품을 섭취해 영양을 보충해줘야 한다.

체력 회복에 효과가 있는 식품 중의 하나가 바나나다. 노랗게 익다 못해 검은 반점까지 생겨난 바나나가 좋다. 또 잘 익은 대추를 끓인 물을 마시거나 꿀, 엿, 초콜릿, 캐러멜 또는 사탕을 천천히 녹여 먹는 것도 한 방법이다.

진청조주眞淸棗酒라는 대추로 만든 술도 체력 회복에 좋다. 이 술을 만드는 방법은 간단하다. 먼저 잘 익어서 흑장미와 같은 색이 나는 대추(大棗, 대조)를 항아리나 유리병에 넣고 같은 부피의 소주를 부어 넣는다. 뚜껑을 닫고 햇볕이 들지 않는 곳에 120일 동안 보관한 후 대추 진액만 따라서 용기에 담아놓고 음용하면 된다.

진청조주는 온기가 부족하거나 손발이 트고 순환이 잘 안 되는 연로하신 어르신들에게도 효능이 있다.

술을 발효시킬 때는 120일에 하루라도 부족하면 안 된다. 오히려 더 오래 묵을수록 좋다. 술을 마시지 못하는 사람은 마실 만큼 끓여서 알코올을 수증기로 증발시킨 뒤에 마시면 된다.

21

소변을 참지 않는다

　바쁘게 생활하는 현대인들은 물을 적게 마시며 소변을 참는 경우가 많다. 어떤 때는 화장실을 가려고 하다가도 급한 일 때문에 참는다.

　하지만 그 같은 일이 자꾸 반복되면 허벅지 안쪽 근육을 압박하고, 결과적으로 혈액순환에 장애를 초래한다. 또 소변으로 배설되어야 할 노폐물이 체내에 오래 머물면 독으로 변해 체내에 축적된다.

　자기 스스로 소변을 참고 생활하는지 알아볼 수 있는 간단한 검사법이 있다. 편하게 누워 허벅지 안쪽을 손끝으로 눌러 봐서 '아얏' 소리가 날 정도로 아프다면 문제가 있는 것이다.

운동을 한다

운동의 사전적 의미는 '사람이 몸을 단련하거나 건강을 위하여 몸을 움직이는 일'이다. 그런데 그 운동의 양상이 시대마다 다르다.

수렵시대에는 자고 일어나면 몸을 움직여서 먹을 것을 구해야만 했기 때문에 걷는 것이 일상적인 일이었다. 농경시대에 들어서는 걷는 일이 농사일을 하는 운동으로 바뀌었다.

농사일이 생계의 주요 수단이었던 시절을 돌이켜보자. 당시에는 집집마다 텃밭이 있었다. 그리고 그 텃밭에 식탁에 올릴 수 있는 가지, 오이, 고추, 상추, 파 등을 심었다. 그리고 잎을 따고, 거름을 주며, 허리를 구부려 호미로 김을 맸다. 밭을 걸게 하려고 다른 데의 좋은 흙을 섞어 넣기도 하고 물을 길어 와 뿌려주기도 했다.

이렇듯 분명히 일할 거리가 있었고, 또 그 일도 같은 동작을 반복하는 것이 아니어서 우리 몸의 전체 근육을 다 쓸 수 있었다.

그러나 아파트와 도심지의 근무처를 오가는 현대인들에게 텃밭 가꾸기는 요원한 얘기다. 고작해야 근교의 주말농장 한 귀퉁이를 분양받아 주말에 들러보는 정도가 전부다.

예전에 비해 아무리 소득이 높아졌고 몸에 좋은 음식을 먹는다고 해도 이러한 현대인들의 처지를 놓고 볼 때 암 같은 불치병이 늘어나는 것은 당연한 결과일지 모른다.

운동의 가치

《동의보감》의 내경 기부內景 氣部 기일즉체氣逸則滯 항에 "기는 움직이지 않고 가만히 있으면 막히기 때문에 움직여 활동을 해야 한다"는 내용이 있다.

그대로 옮겨 보면 "대개 한가하고 편안한 사람은 흔히 운동을 하지 않으며 배불리 먹고 앉아 있거나 잠이나 자기 때문에 경락이 잘 통하지 않고 혈맥血脈이 응체凝滯되어 혈액이 잘 흐르지 않게 된다. 그러므로 영양분이 많은 음식만 먹고 잠만 잘 것이 아니라 항상 몹시 피곤하지 않을 정도로 일을 하여 기와 혈액이 잘 돌아가고 조화되게 해야 한다. 그래서 흐르는 물이 썩지 않고 문지도리에는 좀이 먹지 않는 것과 같이 해야 한다"고 돼 있다.

많은 사람들이 운동에 대해 살찐 사람이 다이어트를 위해 하는 것 정도로 생각한다. 그러나 살이 쪘건 말랐건 운동을 해야 한다. 운동의 목적은 인체의 원활한 신진대사다. 먹고 마신 음식을 잘 소화하고 배설하기 위해 운동을 하는 것이다. 특히 나이가 들어갈수록 신진대사가 저하되기 때문에 젊은 사람보다 더 운동을 많이 해야 한다.

운동과 건강

동국대학교 한의과대학 정지천 교수는 《명문가의 장수비결》이란 책의 〈왕과 영웅들의 장수비결〉에서 영조(英祖, 1694~1776)가 83세까지 장수를 한 비결로 "음식을 적게 먹었는데, 특히 기름진 음식을 적게 먹었고, 백성들의 살림살이를 직접 살펴보는 미행微行을 500회가 넘게 하여 걷기운동을 하였고, 또한 한약을 자주 먹었는데, 그 가운데서도 72세 때 1년간 20여근을 비롯하여 59세부터 73세까지 복용한 인삼이 100근을 넘었을 정도로 인삼을 자주 복용한 것"이라 밝혀놓고 있다.

영조는 자신의 건강과 장수의 비결을 '인삼의 정기精氣'라고 생각했다고 한다. 영조는 몸의 신진대사가 잘 되도록 소식을 실천하며 운동을 했고, 보약 가운데서도 기운을 보충하는 인삼의 도움을 받아 조선에서 최고로 장수한 왕이 될 수 있었던 것이다.

나이가 들어 70세가 되면 대요근의 3분의 2가 줄고 대퇴부, 엉덩이, 배 등의 근육도 반으로 줄어든다고 한다.

태무진太無眞 박해복 박사는《동의정리학東醫定理學》에서 "인체에서 으뜸이 되는 살(宗肉, 종육)은 척추 밑에 꽁무니 뼈 양쪽에 있는 엉덩이 살이다. 이는 비장의 영양이 만든 것이라 단단하고 굵으면 형체와 살이 서로 합이 되어 반드시 오래도록 살 수 있다"고 했다. 엉덩이 살이 단단하고 굵어지면 대요근은 물론 허벅지와 장딴지 근육도 강하게 된다. 그리고 척추도 곧아져 지탱하는 힘이 좋아진다.

1998년 나가노 동계올림픽 쇼트트랙 경기에서 김동성이 '오른발 내밀기'로 우승을 차지한 장면은 아직도 잊지 못할 쾌거로 인구에 회자되고 있다.

한국은 동계스포츠의 여러 종목 중 특히 쇼트트랙에서 강국으로 꼽힌다. 그래서인지 언제부터인가 쇼트트랙 선수들의 건강미 넘치는 굵은 허벅지를 '꿀벅지'라고 부르기 시작했다.

꿀벅지는 웬만한 여성의 허리 굵기를 방불케 할 만큼 앞뒤 근육들이 잘 발달된 허벅지를 말한다. 그리고 허벅지가 꿀벅지 같다는 얘기는 인체에서 가장 중요한 부위인 엉덩이 근육이 실하다는 얘기와 일맥상통한다.

자전거 타기나 스케이트 타기 등을 통해 '꿀벅지'를 만들면 진시황처럼 불로불사不老不死의 꿈을 이루고자 불로초不老草를 구해 먹지 않아도 건강하게 장수할 수 있게 된다.

운동의 효과

운동의 가치에 대해서 정형외과 의사인 김현정 박사는 자신의 저서《의사는 수술 받지 않는다》에서 외국의 선진 의료 현장을 견학한 후 자신의 느낌을 이렇게 술회했다.

"미국은 수술 전후에 혹은 수술을 하지 않은 경우에도 환자들의 재활치료에 엄청난 투자와 체계적인 노력을 쏟아 붓고 있는 것이 우리와 다르다. 수술 한 뒤에 뛰어다니는 사람이 있고 엉거주춤 다리를 질질 끌고 다니는 사람이 있는데, 이런 차이는 평소 근육 단련이 잘되어 있던 사람이냐 그렇지 않은 사람이냐의 차이다."

수술만 하면 통증이 사라지고 마음대로 걸을 수 있을 것 같지만 수술의 성공은 의사의 의학적 조치에 환자의 운동이 더해져야 비로소 완성되는 것이다.

불치병인 암도 마찬가지다. 암 치료를 위한 첨단 의료기술이 힘을 발휘하기 위해서라도 환자가 투병의지를 갖고 운동을 해야 한다.

만약 저자가 치료 중인 암환자의 상태를 검사한다면 허벅지의 굵기부터 측정하고 싶다. 허벅지 근육이 단단해지는 것이야말로 암 치료가 제대로 되고 있다는 희망적인 증거이기 때문이다.

암세포가 줄기 위해서라도 환자가 먹은 음식물의 영양을 근육이 강력하게 가로챌 필요가 있다. 또한 근육운동이 왕성하면 암세포는 활동력을 잃게 돼 있다. 따라서 암환자들은 힘들겠지만 기어서라도 움직일 필요가 있다.

운동방법

오카모토 유타카(岡本 裕)는《병의 90%는 스스로 고칠 수 있다》의 〈건강 마니아가 오히려 암에 걸릴 수도 있다〉에서 "지나친 운동은 관절이나 힘줄을 손상시키는 경우도 있지만 무엇보다 큰 문제는 활성산소의 대량 방출에 있다"고 했다.

많은 사람들이 직업적인 운동선수들이 건강할 것으로 알고 있지만 그렇지 않다. 너무 강박관념에 사로잡혀 운동을 하는 것은 오히려 건강을 해칠 수 있다.

홍천의 힐리언스 선마을 촌장인 이시형 박사는 평소의 신체활동을 운동으로 전환하라고 권하면서 "계단을 보면 감사한 마음으로 에스컬레이터를 타지 말고 걸어 오르고, 지하철에서는 의자에 앉지 말고 서서 가고, 주차장에서도 될 수 있으면 멀리 주차하는 등 조금씩 토막 시간을 자주 내서 운동하라"고 주장한다.

나이가 들었다고 운동을 하지 않으면 골량과 근육량이 감소하고,

관절, 건과 인대의 약화가 진행되며, 관절염이 생긴다.

그뿐 아니다. 운동을 하지 않으면 체온이 하강하고 대사가 감소하여 혈액순환의 장애가 초래되고 근육의 위축이 온다. 근육은 우리 몸에 기운을 저장해두는 창고다. 기운이 고갈되면 생명력도 다하는 것이다.

진동운동

옛날에는 빨랫감을 머리에 이고 냇가에 가서 얼음을 깨고 빨래를 했다. 세탁비누조차 없었기 때문에 찬물을 끼얹으면서 빨래 방망이로 두들기는 것이 전부였다. 그래도 옷의 찌든 때가 빠졌는데, 때를 씻어낸 것은 방망이를 두들길 때 만들어진 진동이었다.

사람 몸도 마찬가지다. 주기적으로 반복되는 진동운동은 해당 신체 부위의 신진대사가 원활히 이뤄지도록 해 생리기능을 빠르게 회복시켜 준다. 특히 컴퓨터를 비롯한 각종 전자기기에 많은 시간을 보내 기氣와 혈血의 순환에 어려움을 겪고 있는 현대인들에게 필요한 운동이 진동운동이다. 앞에서 설명한 고치법이 간단한 진동운동의 하나이고, 타복공, 가볍게 뛰는 운동이나 줄넘기도 진동운동에 해당된다.

《동의정리학東醫定理學》의 자침응용이별법針刺應用理別法에도 "손으로 하는 교묘한 방법이 있으니 그 첫째가 찰문수기묘법擦捫手技妙法이고, 두 번째가 도인수기묘법導引手技妙法이며, 세 번째가 탄타수기묘법彈打

手技妙法이다"며 "탄타수기묘법은 톡톡 쳐서 진동을 주는 방법으로 환자에게 침을 꽂고 침의 머리 부분을 톡톡 치는 방법이 있고, 인체에서 순환하고 있는 경락을 한의사의 손으로 톡톡 쳐서 순환이 잘 되도록 하는 방법이 있으며, 환자 신체 일부분을 구부렸다 폈다 하는 방법으로 순환을 돕는 것이다"고 해 진동운동의 중요성을 강조하고 있다.

옛날에 민간에서 한 움큼의 소나무 잎을 가지런히 하여 고무줄로 단단하게 묶은 다음 머리의 피부에 도장을 찍듯이 탄타를 하여 중풍 환자의 치료를 도운 것도 탄타방법의 하나로 볼 수 있다.

음식을 먹고 소화가 더디 되면서 더부룩할 때 양손에 살짝 주먹을 쥔 뒤 배꼽 위 부위의 상복부를 북을 치듯 일정한 속도로 두들기는 타복打腹도 진동운동의 일종이다.

타복을 할 때는 딱따구리가 부리로 나무를 쪼아 구멍을 뚫을 때 쓰는 연동타법으로 한다. '땅~!' 두들긴 뒤에 반동으로 되돌아온 것을 다시 연결시켜 두드려야 동작에 무리가 없고 근육의 깊은 부위까지 힘이 전달된다. 그러면 노폐물이 빠져나가고 그곳에 영양이 채워져 세포 조직이 살아난다.

23

식사 전에 가볍게 자연식으로 간식을 한다

밥을 꼭꼭 씹어서 천천히 먹는 것이 건강에 좋다는 것을 모르는 사람은 없다. 그러나 몹시 시장할 때면 누구나 음식을 씹어 먹지 않고 허겁지겁 입안으로 퍼 넣기 마련이다.

이런 문제를 개선하기 위해서는 식사 전에 잘 익은 바나나나 고구마와 같이 달고 섬유질이 많은 간식거리를 간단하게 먹어두는 것이 좋다. 그렇게 하면 과식이나 폭식을 피할 수 있다. 이런 식습관은 다이어트에도 도움이 된다.

반주를 한다

나이가 들면 소화·흡수·배설의 능력이 점차 떨어지게 된다. 이렇게 신진대사 기능이 떨어질 때 도움이 되는 것이 반주飯酒다.

서양에서도 애피타이저(appetizer)라고 해서 식전에 포도주를 한 잔 한다. 《동의보감》에는 "술은 약의 기운이 잘 퍼지도록 한다. 그리고 혈맥을 통하게 하고 장위를 든든하게 하며 피부를 윤택하게 하고 근심을 없애며 기분을 좋게 한다"고 반주의 중요성을 강조하고 있다.

술은 취하기 위해서가 아니라 긴장을 풀고 활기를 돋워 기혈의 순환이 잘 되도록 하기 위해 약으로 마시는 것이다.

25

잠자기 전에 쑥차를 마신다

　하루 종일 격무로 지친 몸을 잠자리에 누이면 몸이 조각조각 분할되어 있는 것 같은 느낌을 받을 때가 있다. 지나치게 많이 사용한 인체 부위와 그렇지 못한 부위의 혈액순환에 차이가 있어 나타나는 현상이다.

　이때 도움을 주는 것이 어린 쑥으로 만든 차다. 쑥차는 하루 종일 긴장 속에서 혹사당했던 몸의 긴장을 풀어줘 숙면을 취할 수 있도록 해준다. 따뜻한 성질의 쑥차가 몸에 들어가면 막혔던 기운과 혈액이 잘 순환되기 때문이다.

수면양말을 신고 잠옷을 입고 잠잔다

　잠을 자다 보면 자연스럽게 이불을 차내 버리는 경우가 생긴다. 그런데 이불을 덮지 않은 채로 자다 보면 추위를 느껴 이불을 끌어당겨 다시 덮게 된다. 잠을 자면서도 그처럼 우리 몸은 일을 하며 체력을 소모한다.

　따라서 잠을 자면서도 체력이 소모되는 것을 막기 위해서는 길고 헐거운 잠옷을 입어야 한다. 잠옷이 없다면 바지의 고무줄이 몸통을 꽉 조이지 않게 헐렁하면서 가볍고 얇은 옷도 괜찮다.

　발에는 밴드가 없어 꽉 조이지 않는 수면양말이 좋다. 평소에 저 자는 병원에 입원해 있는 가족친지의 병문안을 갈 때 꽃이나 음료수 보다는 쪽지에 '쾌유를 빕니다'라고 쓴 편지와 함께 수면양말을 준비한다.

27

베개의 높이를 낮춘다

고침단명高枕短命이라는 옛말이 있다. 베개가 높으면 수명이 짧아진다는 말이다.

베개를 높이 베면 뒤 목뼈가 앞쪽으로 C자 커브를 그리며 휘어서 목뼈에 있는 뇌와 연결된 신경과 혈관을 압박한다. 이렇게 되면 깊은 잠을 잘 수 없다. 그리고 만성 두통, 척추 만곡 이상, 경추 디스크, 턱관절의 교합 이상, 만성 요통 등의 병이 생길 수도 있다.

머리 뒤 중앙 부위를 만져보면 불룩 나온 뼈가 있는데, 이것을 후두결절이라고 한다. 후두결절과 등 사이의 뒷목 부분에 베개를 닿게 하여 살짝 고개가 뒤로 젖혀지고 턱이 약간 들리는 정도가 되도록 베개를 베는 것이 좋다. 베개의 위치가 등 쪽으로 가거나 너무 낮은 베개를 사용하면 기도가 좁아져서 입으로 호흡을 할 가능성이 높아지고 턱에 무리한 압력이 가해진다.

또한 옆으로 누울 때 고개가 낮아져 목침을 많이 베는데, 너무 딱딱한 재질의 목침은 좋지 않다.

전기제품의 콘센트를 빼고 잔다

현대인들은 가전제품을 많이 사용하기 때문에 항상 전자파에 노출되어 있다.

일상생활에서는 몸을 보호하는 기운인 위기衛氣가 작용하고 있어 어느 정도의 전자파에는 적절히 대응을 한다. 문제는 잠을 잘 때다. 수면을 취하게 되면 우리 몸은 기본적인 생명활동만을 유지하고 자신의 몸을 보호하려는 위기의 양은 작아진다. 이럴 때 전자파의 영향을 받게 되면 기운과 혈액의 순환에 문제가 발생한다. 잠을 푹 자고 일어났는 데도 피로가 안 풀리거나 손발이 저린 현상들도 그래서 생겨난다.

따라서 전자파는 가능하면 잠자는 공간으로부터 멀리해야 한다. 유창용 씨는《각종 전기기기 및 생활 주변에서의 60Hz 전자기장》에서 "전력 소모가 큰 전기제품이 있는 장소는 잠자리로서 피하는 것이 좋다"고 한다.

침실에는 될수록 전기장치, 전자제품을 두지 않는 것이 좋다. TV와 전자시계, 무선전화기, 휴대전화기, 전기담요를 없애고 전기코드를 콘센트에서 다 뽑아놓고 잠을 자야 한다. 특히 휴대폰은 잠을 자는 장소에서 2m 이상 떨어진 곳에 두어야 한다.

29
자리끼를 준비한다

자리끼는 밤에 자다가 마시기 위하여 잠자리의 머리맡에 준비하여 두는 물을 말한다. 잠을 자기 위해 사용하는 이부자리나 침대보 따위를 통틀어 이르는 자리란 말과 아침, 점심, 저녁과 같이 날마다 일정한 시간에 먹는 밥이란 뜻의 끼니를 합쳐서 만들어진 단어다.

입안이 건조하거나 갈증을 느낀 뒤에 물을 마신다면 이미 늦다.

밤에는 낮에 활동하면서 소모한 에너지를 충전하고 낮에 사용한 뒤 남은 피로물질들을 해독하는 데 충분한 수면이 필요하다. 그럼에도 잠이 든 후 한 번도 깨어나지 않고 숙면을 취하기란 쉽지 않다. 보통 8시간을 기준으로 했을 때 4시간 정도 잔 다음 잠시 깨어 물을 마시고 화장실을 다녀와 다시 잠을 청한다. 이때 마시는 물이 바로 자리끼다.

잠을 잘 때 머리를 어디에 두고 자는 것이 좋은지에 대해 호리 야스노리(堀泰典)는《모든 병은 몸속 정전기가 원인이다》에서 "머리를 북쪽으로 두고 잘 때 정전기가 가장 적게 발생한다"고 하였다.

그러나 저자의 생각은 다르다. 사람은 시간에 따라서 호르몬의 분비 형태 등의 생리기능에 변화가 있기 때문에 한 방향으로 자는 것보다 동서남북 사방으로 돌아다니면서 자는 것이 낫다고 본다.

예전에는 집안의 어르신들이 어린애가 잠을 자면서 방안에서 뱅뱅 돌고 자면 '그 녀석 구접스럽게 잠을 자네'라고 하면서 내심 흐뭇해 하셨다.

적정한 습도를 유지하도록 한다

편하게 숨을 쉬기 위해선 습도를 적당히 유지하는 것이 필요하다. 그런데 겨울철에 추위를 피하려고 난방을 하다 보면 잠자는 공간이 건조해져 코가 막히고 피부에도 문제가 생긴다.

옛날에는 흙벽돌로 집을 짓고 닥나무로 만든 한지를 문에 발랐기 때문에 자동적으로 습도가 조절되었다.

습도 조절과 관련해서는 요강도 빼놓을 수 없다. "뒷간과 사돈집은 멀어야 한다"는 속담처럼 화장실은 집 밖에 멀리 별도로 있었기 때문에 잠을 자다가 소변을 보려면 옷을 입고 집 밖으로 나가야 했다. 그래서 방마다 요강이 준비돼 있었다.

그런데 이 요강의 용도가 여러 가지였다. 소변을 보는 데만 사용된 것이 아니라 수분을 증발시켜 방안의 습도를 조절했고 소변의 각종 단백질들은 가족 단위의 면역체계를 구축하는 데 한몫했다.

주택 구조가 입식으로 바뀌면서 화장실이 집안의 공간으로 들어오게 됐고 요강도 필요 없는 물건이 되어버렸다.

대신 최근에는 가습기라는 전기제품이 그 자리를 차지했다. 가습기는 분무식으로 물에서 수증기를 만들어 습도를 조절한다. 그런데 최근 가습기의 고여 있는 물이 첨가물질로 인해 사람의 목숨을 앗아가는 일이 발생했다. 천연 가습기였던 요강이 문득 그리워지게 한 사건이었다.

인생을 살아가면서 어떤 어려운 일에 부딪치게 되면 그 분야의 전문가들에게 조언을 받아 문제를 풀 해법을 구하고, 일 처리를 맡기는 것처럼 질병이 생기면 이를 치료해 줄 전문 의료인을 찾아 질병을 치료하게 된다.

그러나 대다수의 질병은 좋지 못한 생활환경과 잘못된 습관 등과 관련돼 발생되어 조금씩 더 나빠지기 때문에 질병이 드러나기 전 미병未病단계에서 질병으로 진행되지 않도록 노력해야 한다.

건강은 사고 팔 수 있는 것이 아니다. 그렇기 때문에 건강을 잃기 전에 건강하게 살 수 있는 방법을 배워야 한다. 게다가 배워서 아는 것에 그치지 않고 실천하여 몸에 익히도록 해야 한다.

지금까지 읽은 책의 내용을 한 가지씩 실천하여 생활에 적용한다면 약을 쓰거나 수술을 해서 질병을 치료해야 되는 일을 줄이고 건강한 삶을 살 수 있을 것이다.

무엇이 질병을 만드는지 그 원인을 알아 그것을 제거한다면 미병상태에서 건강을 지킬 수 있을 것이다.